U0110670

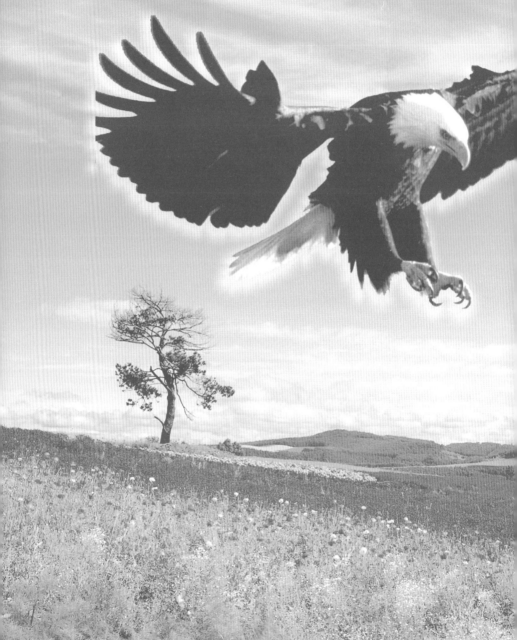

大展好書　好書大展
品嘗好書・　冠群可期

中醫保健站 104

養生集覽

（明）佚名　輯

李國信・于永敏　編譯

大展出版社有限公司

編 委 會

4 養生集覽

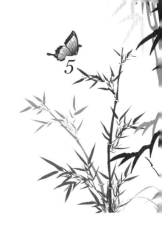

前　言

　　中國醫學源遠流長，宏富博大，其傳世之古醫籍，可謂琳琅滿目，浩如煙海。這不僅是我國，也是世界的文化與科學遺產。中醫古籍歷經千百餘年，仍有著強大的生命力和指導意義，且經久不衰，這也歸功於歷代醫家不懈努力研究，不斷傳承，並發揚光大。

　　作者幾十年來，除臨床醫療外，一直在從事這方面的研究工作。首先著手遼寧歷代醫家遺著及少數民族醫學文化研究，整理出版 20 餘部專著，公開發表學術論文 30 餘篇，取得了初步成果，積累了一些學術經驗。

　　隨著時代發展，學術交流擴大，時有機會走出國門，曾經閱讀一些流佚國外的珍本、善本及罕見醫籍。陸續整理出版了《素仙簡要》《荷天厚我齋叢抄》《藥性會元》3 部珍本醫書，以期引起同仁對此項工作的重視。2018 年又來到仰慕已久的世界最高學府美國哈佛大學，有幸參觀了「燕京圖書館」，使我感到震撼和驚訝，其中文書庫，收藏善本書計 4000 餘部，宋元明本書 1433 部，較之國內許多省市圖書館為優。

　　而中醫古籍也不乏多種，《養生集覽》就是其中之

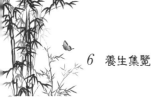

一，經多方考證，查閱歷代公私書目未見著錄。余暫且稱之為「海內外孤本」，當務之急，莫過於整理校刊，重新編排，公開出版，公之於世。祈望及早揭示鮮為人知的中國古醫籍版本，更好地繼承並發揚光大，為中醫養生保健、造福人們身體健康服務。

《養生集覽》一書，為明代刻本，編輯者不詳。全書一函二冊，外函套呈青藍色退舊麻紗布面，內套襯裡淺青色錦緞，題鑒底呈淺黃色，書名「養生集覽」四字位於書脊。

分卷首每頁均有作者、校訂者署名，首頁印有「哈佛大學漢和圖書館珍藏」印。全書每半頁10行21字，四周板框雙邊，單邊不等，白口單魚尾，框高18.4公分，寬12.8公分，鼻眼有分卷書名，書口有主證提名，偶有日本醫家朱筆圈點，個別還有日文假名標注、手寫墨筆補說，對此確認經日本醫家收藏過。

全書內容匯輯有華佗《玄門脈訣內照圖》一卷，王蔡編《修真秘要》一卷，混沌子撰《錦身機要》一卷，鐵峰居士編《保生心鑒》一卷，胡文煥輯《養生導引法》一卷，共計五卷。其單本書《玄門脈訣內照圖》又分卷之上、下，《錦身機要》又分卷之上、中、下。下面分別論述。

《玄門脈訣內照圖》，分卷之上、卷之下。考該書始見於宋代官修書《崇文書目》，後《文淵閣圖書目》《醫藏書目》《脈望館書目》《蒙竹堂書目》等及日本醫家丹波元胤《醫籍考》均有記載。但稱名各異，或曰

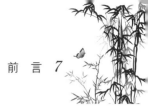

《內照圖》，或曰《內照經》，或曰《內照法》，其內容取捨詳略不一，但稱名均曰華佗。

最早刊於北宋紹聖二年（1095），有現存紹聖二年三月秘閣秘書省正字沈銖校刊《玄門脈訣內照圖》跋文可證。該書疑似為明代胡文煥所刻本，目前學界對該書有兩種看法：

一種認為該書出自道家之手，因內容龐雜，多有道家術語，如冠以「玄門」二字，疑似為託名「華佗」之作，日本學者丹波元胤明確指出：「《內照圖》所說，理趣膚淺，其為假託，不待辨而顯然矣。」

一種以著名文獻學家馬繼興老先生看法為主，他詳細考證研究認為：「《內照圖》原始之本，即便不是出自華佗手筆，也是其受業弟子傳人根據華氏佚文綴輯而成，書中保留華佗遺意還是可信的。」

我們認為馬老先生的結論是中肯的，是順理成章的。而該書產生於隋唐之時，在《玄門內照圖》基礎上闡明臟腑所刻圖像，將經脈氣血、四時陰陽、六經、五臟六腑、十二經絡、心系六節一一詮釋。

該書又將《王叔和脈訣》七表八裡三部脈內容摻入，按圖索驥，結合當臟之病，從心肝脾肺腎起，對五臟相入，臟腑相入，臟腑藥名，君臣佐使，冷熱疏藥，藥性味無毒合炮炙制度，古人服藥方法，成藥湯劑，五運六氣理論做了全面解釋，讓人讀後，了然明目，故以「明」字為起始論，盡詳明代以前中醫養生防治疾病理論。其前文內照解剖圖依據《歐希範五臟圖》進行了繪

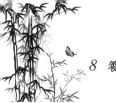

改，從而使臟腑圖像更加真實，是現知中醫最早人體臟腑解剖圖像，傳世版本極少，具有較高的學術價值。

其書卷後有婦人產育小兒方40餘首和運氣節要，應是後人所附加，也看出中醫養生也需要中藥方劑和五運六氣學說配合。

《修真秘要》，明代刻本，成書於正德八年（1513），作者王蔡，明代閩中（今福建）人。曾做官文林郎知直隸常州府靖江縣，生卒年代不詳。全書繪圖49幅，從「仙人撫琴」始，每圖均列操作姿勢，分行功、行氣、運氣各種樣式，治療疾病種類有黃腫、頭暈、頭眩、肚腹疼痛、虛飽、左癱右瘓，後心虛痛，絞腸痧痛、血氣衰敗，夜夢遺精、遍身疼痛、赤白痢疾、肚腹虛腫、背膊疼痛、胸膈膨悶、痰症、一切心痛、小腸虛冷疼、四肢傷寒、諸風頭痛、色勞、五穀不消，遍身拘束疼痛，可調理血脈、收精養精。

這些修身治病練功法：「言簡而旨深，功廉而效大，誠修身延命之術也。」凡「有志於是者，覽而行之，雖未必能壽考若籛鏗，登玄如松子，然於性命之秘，亦可少裨其萬一也。」

正德十年（1515）雲崖道士評價該書說：「人之疾病起於不常，地之相去，亦有遠近，且如都邑城市，以疾求醫，固云而矣。而僻壤之地，素無功醫之方，又無針砭之具，一旦疾生，莫知所措，其不至於凶夭短折者幾希。此《修真秘要》之書，所以為可錄也。是書一行，則凡具眠目者，採而行之，不必求之盧扁制方劑，

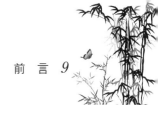

而吾年之沉屙可瘳矣，嗚呼、宜哉。」

　　這就是撰寫該書的原因和目的，為解決偏僻山區缺醫少藥、治病困難、處境窘迫等問題，與當今社會有著相似目的。人們嚮往著有純自然，無公害，非藥物療法防病祛疾，該書養生保健方法無疑有著這方面作用。值得推廣提倡，造福百姓。

　　《錦身機要》，明代刻本，成書於萬曆二十年（1592），作者混沌子，明毘陵（今江蘇省常州市區）道家人，生平不詳。該書由同鄉魯志剛作注「於每章之下，釋以直指，以成其書矣」，詳解練功操作方法。全書分卷之上、卷之中、卷之下，後附《大道修真捷要選仙指源篇》一卷。

　　其卷之上繪有龍姿圖像12幅，卷之中繪有虎式圖像12幅，卷之下繪有龍虎交媾圖像12幅。每圖配有七言口訣，志剛注釋說：「故又以錦身之事，作為七言絕句三十六首，以按三十六氣候，次之三卷，上之十二首以錦其龍，中之十二首以錦其虎，下之十二首以錦其龍虎交媾之要，以授之所以採真煉己之功，預集授真之道。」「其築基之法，養性之方，龍虎爭馳，內外交煉，無不備焉。」魯志剛序言明瞭，該書是為了更好地養生、修煉、防病。「以為採真機要之梯航者。」以保身體健康之機要。

　　書尾附有《大道修真捷要選仙指源篇》，包括有天地總圖、日用火候真訣之圖、人本身龍虎交媾圖及金液還丹捷徑，為道家煉丹術，源於東漢魏伯陽撰《參

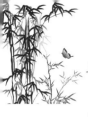
同契》，後世多有40餘家注釋，尤以內丹家以乾坤為鼎器，指代人身而言；以金丹為藥物，指代精氣而言，練功內丹，火候為主。

　　東漢末年，神仙方術修煉內丹術得到空前發展，被譽為「萬古丹經術」。煉內丹功興旺一時，而該書內容就是沿襲了這種道家功法，只不過是以各種煉丹用藥物的名稱和實際操作的術語，來代表和說明練功的過程及其效果，文中龍虎、父母、夫妻、日月、始生、胎全、爐灶、金丹、四時符火、純陽火候、泥丸等名詞都成為一些象徵性符號，與本義無關，後世練功一般分為採藥、進陽火和退陰符三大步驟，道家一直奉為至寶。現代中醫界很少見用，養生健身不適合效仿，實際書中也提到「凡修煉真金者，須明性命，大徹大悟，無所不通。若得真火煆煉，造成不成片段，終為下鬼。」故應謹慎從事為好。

　　《保生心鑒》，作者鐵峰居士，明代南沙（今江蘇常熟）人，生卒年代不詳。該書刊於明正德元年（1506）。他認為上古之時：「民患重腿，因制舞法，以疏氣血，而導引之術名，故民皆賴以調攝，無夭傷之患。」於是「搜古醫經，反覆研究，正訛補略，並採《活人心八法》，命善圖者，善形摹寫」編撰為一帙，計總匯圖32幅。引用書如《活人心法》《禮經月令》《內經素問》《靈樞經》《運氣攻奧》《十四經發揮》等10餘部書。按四時氣候，以五運六氣樞要圖、六十年紀運圖有關運氣學說等為內容。

該書保生之法重在導引，按一年月令時節、天干地支時辰分為坐功、行功治療各種疾病，詳列二十四節氣導引圖像，依月令順序，闡述每一節氣功導引操作和防治病證。如三焦病，立春正月時節，坐功宜每日丑時，疊手按揉，轉身拗頸，左右聳引，各三五度，叩齒、吐納、漱咽，治療為風氣積滯，頸項痛，耳後、肩臑痛，背痛，肘臂諸痛。又如大腸病，春分二月中，運主少陽二氣，月令玄鳥至，雷乃發聲始電，時配手陽明大腸燥金行功，每日丑寅，伸手回頭，左右挽引，各六七度，叩齒六六、吐納、漱咽三三，治療胸臆、肩背、經絡虛勞、邪毒齒痛、頸腫，寒熱腫，耳聾、耳鳴、皮膚瘙癢等證。總計有按時節坐功8種、行功16種，「俾有生者知所以保養真元，不令耗氣。保生者知所以煉修形體，先須定志，小可卻病，而大可駐年」。這就是作者的編書目的。

書後附有道家《太上養生要訣》，曜仙《活人心法》序（現存三卷），涵虛子《活人心法》，為的是強調古人養生要「恬淡虛無，真氣從之，精神內守，病安從來」，調節好心態。而作為醫者，也應「治人治於未病之先，醫家治於已病之後」。總結為「知道易，通道難，守而不失，乃可長生。」這可謂古代養生防病的重要旨意。

《**養生導引法**》，一卷，明代胡文煥編。胡文煥，字德甫，號全庵，又號抱琴居士。著有醫書10餘部，現存世尤以攝生、養生、醫經注釋本為多。生卒年代

不詳。該書其列27門，來源於隋代巢元方《諸病源候論》中「導引養生法」和「補益門」「老人門」和北宋張君房《雲笈七籤》中「太清導引養生經」「通玄集」等書的內容。有的全文引用，也有諸段節取。

　　考我國氣功養生歷史悠久，諸子百家均有記載。戰國時期醫家導引就有了發展，《黃帝內經》中有關記載論述很多，治療幾十種病，如有痿證、痹證、厥證、熱病、內傷虛損、息積、脈急傷筋等。1973年湖南長沙馬王堆出土帛畫《導引圖》，是我國氣功養生現存最早的實物，可謂震驚世界，堪稱奇蹟。氣功養生後經歷代醫家、道家實踐形成各家學派。大體分為導引派、行氣派、存思派、內丹派。

　　該書醫家利用導引行氣法，首先防治疾病多達27門，每門列功法若干條，可供選用。如治風痹、心腹痛、霍亂、嘔吐、氣鬱、痰飲、癆瘵、脅痛、腰痛、腳氣、積聚、脾胃、補益、消渴、脹滿、眼目、喉舌、口齒、鼻耳、遺泄、淋門、二便不通、疝氣、諸痔、老人門。養生家用於養生保健法有蛤蟆行氣法、龜鱉行氣法、雁行氣法、龍行氣法、入水法、彭祖谷仙臥引法、王子喬八神導引法、諸欲導引、五禽戲法、服氣吐字訣法，這些功法大體是模仿動物運動姿勢而進行氣功鍛鍊。《史記・龜策列傳》曰：「龜能行氣導引」，《淮南子》載：「龜吐故納新，故壽三千歲」，《春秋繁露》云：「鶴之所以壽者，無宛氣於中。猿之所以壽者，好引其末，是故氣四越。」此對長壽類動物觀察探索，無

疑對後代人們嚮往長壽提出了仿生學的重要依據。

華佗「五禽戲」明而言之「人體欲得勞動，但不當使極爾，動搖則穀氣得消，血脈疏通，病不得生。譬猶戶樞不朽世也。是以古之仙者為導引之事，熊頸鳥伸，引挽腰體，動諸關節，以求難老。」《華佗中藏經》又曰：「夫病者，有宜按摩者，有宜導引者，導引則可以逐客邪於關節。」

《養生導引法》基於歷代家言，傳承、沿襲了這一想法，成為人們養生保健防治疾病的理論依據。華佗所創「五禽戲」就是養生導引法的最好例子，至今人們學習練功而不衰，對保證身體健康起到重要作用。

綜上所述，本書彙集明代以前醫家、道家養生保健論治疾病的精髓，圖文並茂，言簡意賅，易學習操作，簡便易行。尤其是書中有關五運六氣，六十年紀運，四時氣候，二十四節氣，天干地支，每歲司天，天之六氣，結合人體臟腑經絡、氣血筋脈的各種圖解練功養生很有特色。其中「二十四節氣」運用，2016年已成為世界非物質文化遺產名錄，它與人類健康生活有著密切不可分割的聯繫。國際氣象界也把它批准為世界第五大發明，這充分體現了我們祖先的聰明智慧和才幹。

隨著現代人們生活節奏的加快，物質條件的改善與提高，人們日益渴望純自然的養生方法，用於防治疾病，抗衰老，長壽延年。該書無疑起到了滿足這種需求的作用。讓這種古老養生方法成為現實，讓中醫藥適宜技術得以推廣，就需要我們業界人士不斷研究，挖掘整

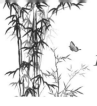

理，提煉精華，總結出一套可行的寶貴經驗，造福恩澤人類。

在本書編輯整理過程中，我們發現書中有些單行本，於20世紀80年代初影印出版過，其目的與我們一樣，也是想讓這些珍本秘笈廣為流傳。這對我們的工作有了很大幫助，為此特致以衷心感謝。

另需指出，該書因歷史侷限原因，書中難免摻雜不妥當和迷信說法或不科學的內容；我們按國家古籍整理規定要求，保持原貌，不予刪除。這也是中醫古籍普遍存在的現象，望讀者用唯物主義辯證觀點科學對待，吸取精華，棄去糟粕。我們衷心希望這一中醫文化遺產能夠發揚光大，促進中醫養生文化普及和提高，為造福人類做出貢獻。

于永敏

潘陽昭陵北東油馨村醫堂己亥年仲春日

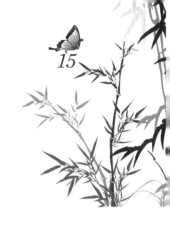

凡　例

1.是書此次整理校勘，以明代刻本（哈佛藏版）為底本，以現代中醫古籍出版社單行影印本為校本，並參考其他文獻校對。

2.是書因屬匯輯明代以前《玄門脈訣內照圖》《修真秘要》《錦身機要》《保生心鑒》《養生導引法》五書內容，合而編成。故在參考了後代刊印本後，書中注釋分別簡稱為《內照圖》本，《秘要》本，《機要》本，《心鑒》本，《養生》本。

3.是書原無目錄，此次整理編輯按書中內容依卷冊數順序，依次匯總編排新目錄，總體目錄中有卷次，單行本中有原書卷數，保持原貌，使之清晰可見。

4.是書有的卷首和尾頁背後偶見印有英文字母「CHINESE-JAPANESE COLLECTION HARVARD COLLEGE LIBBARY FROM HARVARD-YONCHING INSTITUTE JAN 30 1934」，經確認翻譯為「哈佛大學燕京圖書館中日收藏1934年1月30日」，這說明該書的來源途徑，先為日本學者收藏，後輾轉入美國哈佛大學圖書館藏。

5.是書整理後，原本全書有編排錯簡、個別文字段落有前後顛倒混雜零亂之現象。因年代久遠，戰火雲

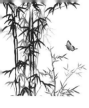

起，幾經輾轉，殘斷霉爛、露白缺文之處時有出現，幾經轉手後，又經日本醫家收藏。此次整理重新編排，拾遺補闕，盡復原貌，後補之圖文備有注釋說明，以達內容完整。

6.是書原為豎排版，今按要求改為橫排版，書中偶有日本醫家抄寫字跡也一併加入，但出注明示區分，原方位詞「左」「右」，改為上、下。

7.是書因多卷本彙編，序跋文較多，詞句古奧，語言隔閡，為了讀者閱文達意，在每序跋文後統一出注腳號碼注釋，而書中行文偏僻字句，文字訛誤，補漏缺文，以括弧方式隨文後加以注釋，以利閱讀者學習。

8.是書年代久遠，行文刻字古老，偶有日本醫家閱讀朱筆圈點，此次整理予以斷句標點，古字、生僻字、異體字、通假字予以徑改。如槌改為椎，觔改為筋，搋改為抽，疎改為疏，喫改為吃，瞧改為焦，鬾改為魄，寬改為魂，躰改為體，脏改為直，胷改為胸，制改為治，皷改為鼓，搏改為搏等。

9.是書原脫文、衍文，如「餓虎撲食」治絞腸痧一題，「以肚腹著地，兩手向後往上舉，兩腳亦往上舉，運氣十口。」前十七個字脫落，予以補上。其衍文是重出性的，予以刪除。

10.是書常見有稱「黃帝書」引文，考多出自《黃帝內經》的「素問」和「靈樞」各篇中，少有未見者，不能排除他書佚文可能性，待存疑。統稱「黃帝書」，因不是確切書名，故不注書名號。

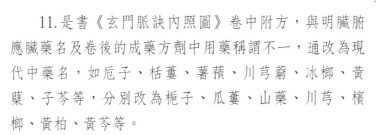

11.是書《玄門脈訣內照圖》卷中附方，與明臟腑應臟藥名及卷後的成藥方劑中用藥稱謂不一，通改為現代中藥名，如卮子、栝蔞、薯蕷、川芎藭、冰榔、黃蘗、子芩等，分別改為梔子、瓜蔞、山藥、川芎、檳榔、黃柏、黃芩等。

12.卷四《保生心鑒》書中題目、圖像，原無名稱，此次整理，據內容統一稱謂，如目錄稱「三焦立春防治病」，而圖下稱「立春防治圖」；又如「心病芒種防治」，而圖下稱「芒種防治病圖」，以此類推。

以上是我們整理編輯該書發現的問題，由於水準所限，可用文獻缺乏，舛訛之處在所難免，望同仁多多指教。

于永敏

識於居家屋中己亥年仲春日

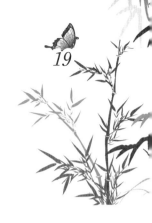

目　錄

卷　一

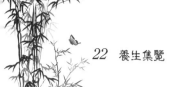

卷　二

卷 三

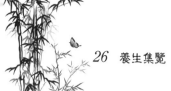

卷 五

卷一

《玄門脈訣內照圖》原序❶

夫醫藥之書，起於神農，而胤於三代，大盛乎戰國之世，綿歷數千載。神巧之士，繼踵系興。逮乎沛國華佗，療病處法，尤為神異，至有解肌剖腹者，壽餘百齡。曹瞞❷令治頭風，元化嫉之，不除其源，瞞怒，遂死獄中。所以靈機偉範，倘然殄滅，無以彰示來世耳！今僅存《內照圖》一編，自重樓絳台❸，至於闌門❹上下營疊之曲折，五內六鑿❺之絡繹，三焦六脈十二經之源委，與夫水穀分行之派，精血運輸之路，粲然可究。然累代藏於秘府，故世罕得見焉。初長葛禹益之❻，避兵漢上，得此書於包洪道❼家。一日復見宋人楊介《存真圖》❽，曰：此華佗作也。佗雖立圖，而解注頗簡，因取介圖左注，說參附其中。固陵王君達之❾，又取晉陽郭之才《產育》❿及《小兒秘方》，並益之《運氣要訣》，節要緒之尾卷，共成一書，幾二萬言。仍請醫學教授許公信之、袁公振之校定。遂命工板行於世，庶令明慧者，披此圖，讀此論，考其經隧，詳其運化，他日少起熒疑之悔矣。嗚呼！百世之下，不聞夭橫淪胥之音者，庸知非由吾達之也耶？且觀是書，似非止為醫學設也，學者審之。

至元癸酉重午後一日❶大都路❷儒學教授孫奐❸書。

❶原序：原書缺，據《內照圖》補。

❷曹瞞：即曹操（155—220），東漢末年人，字孟德，小名阿瞞，祖籍沛國譙（今安徽亳縣），與華佗同鄉。

❸重樓絳台：重樓為咽喉部位，絳台為膈肌以上部位。

❹闌門：《難經‧四十四難》：「大腸、小腸會合為闌門。」

❺五內六鑿：五臟六腑。

❻長葛禹益之：長葛為地名，今屬河南省。禹益之，未見其記載，從文義推測是儒醫人名，其《內照圖》內容，基本為禹氏所傳。

❼包洪道：元代漢上人。

❽楊介《存真圖》：楊介，字吉老，宋代泗州（今江蘇盱眙縣）人。出身於世代醫家，曾任州太醫。崇寧年間（1102—1106）著有《存真環中圖》一卷，簡稱《存真圖》，今佚。

❾固陵王君達之：固陵，地名，在今河南太康縣南。王君達之，史料未見。

❿晉陽郭之才《產育》：晉陽，古為地名，今山西太原市西南古城。郭氏所著《產育》未見，有宋人郭嵇中曾著有《產育保中集》一卷，內容未知，待考。

⓫至元癸酉重午後一日：至元癸酉，元代曾有兩帝年號為「至元」，即元世祖和元惠宗，而有「癸酉」歲的是元世祖，至元十年，即西元1273年。重午，即農曆五月初五。而後一日，即五月初六。

⓬大都路：元代行政區名。

⓭孫奐：時為儒家顯達，稱名教授為尊稱，史料未見。

《玄門脈訣內照圖》卷之上

（漢·華佗元化編集）

　　夫醫者，非今而置之，藥者，自曠然天地有也，即萬物而皆有之。只緣劫石變融，人物變化，神龍有騰沒之象，日月有謫蝕之災，所以四生易質而陶形，賢聖示之而隱顯，故遞世相習，遙遠依行，時人為之相師，彼祖師之傳訓古，我今日成習彼言，達要者，非翰墨而載之，未悟（受啟發而明白）者，亦難為詳悉耳。

　　又妙非從文，以述其源，方脈幽深，究尋頗極，用之圖記，達望思之。聊序六章，明伸管見：第一　明畫圖之象；第二　明當臟之病；第三　明五臟相入；第四　明臟腑相入；第五　明臟腑應藥；第六　明臟腑成敗。

　　凡欲知五臟之病，先須識脈。若能知脈虛實，即知病源。知病源即不錯療。可藥即藥，可針即針，可灸即灸，隨病設法，如弩應機；病有重、輕、上、中、下也。針灸之道，及以行藥，達彼老少、壯年、肥瘦、枯槁，應此施行，悟即無病不瘥。過此已往，除不堪醫者，即不得醫人會此，不陷於令名（此段內容原脫，據《內照圖》本補）。

第一　明畫圖之象

● 經脈氣血：

厥陰多血少氣肝，少陰少血多氣心腎，太陰少血多氣（少血多氣，《內照圖》本作「多血少氣」，按《素問》《靈樞》所論，在血氣形態，五音五味，九針說法各一）肺脾，少陽少血多氣三焦膽，陽明多血多氣大腸胃，太陽多血少氣小腸膀胱。

● 經脈滋育：

十二月經之養，始於肝，故婦人妊娠十月，自肝經始。肝木也。一月肝足厥陰經，肝配膽。二月膽足少陽經，木生火。三月包絡手厥陰經，包絡配三焦。四月三焦手少陽（陽，原作「陰」，據文義改）經，火生土。五月脾足太陰經，脾配胃。六月胃足陽明經，土生金。七月肺手太陰經，肺配大腸。八月大腸手陽明經，金生水。

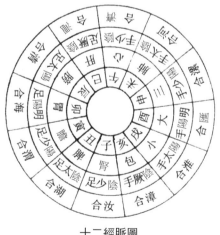

十二經脈圖

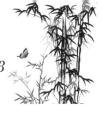

九月腎足少陰經，腎配膀胱。十月膀胱足太陽經，水生木。

自厥陰次之，至於太陽。自一月積之，至於十月。五行相生之氣（氣，原作「義」，據文義改），天地相合之數，舉在於是。然手少陰心太陽小腸之經，無所專養者（者，原作「老」，據文義改），以君主之官，無為而已。

● 四時經脈病：

逆春氣則少陽不生，肝氣內變，少陽膽經。逆夏氣則太陽不長，心氣內動，太陽小腸經。逆秋氣則太陰不收，肺氣焦滿，太陰肺經。逆冬氣則少陰不藏，腎氣獨沉，少陰腎經。

竊以女子不月，血滯之病也。原其本則心氣不得下通，不治其血，而通其心可也。勞極、驚悸、暴憂、思慮者，過傷之病也，本於心氣之不足，使心氣內和，順四時之氣，則精神、氣血莫得而逆也。凡婦人妊娠至八月，大忌飲酒、叫、怒及房室，產時必然心神昏亂也。

陰海陽海二圖

《內丹要訣》云：坎卦 ䷜ 外昏內明，離卦 ䷝ 外明內昏。

任督二脈，為一身陰陽之海，五氣，真元，此為機會。而齗交二穴，在唇內齒上縫，為任督二脈之會，一身之要，世人罕知之。至人漱煉惟服此藥。《仙經》云：「一物含五彩，永作仙人祿。」言其備五行之英

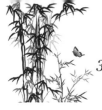

華，總二脈之交會，自古真人，秘此一穴，訣在於口，不傳文字。《仙經》曰：「若人恆腹空乎心，閉目握固，澄神啄齒，漱煉口中玉液，滿口咽之，令人耳聰目明，延年益壽也。」

任脈者，起於中極之下，以上毛際循腹里上關元，至咽喉，屬陰脈之海也。任者，妊也，此人生養之本。故曰任脈中極之下，長強之上，此奇經之一，脈也。

督脈者，起於下極之腧，併於脊里，上至風府，入腦上顛，循額至鼻柱，屬陽脈之海也。督之言，都也，是人陽脈之都綱也。人脈比於水，故云陽之海，此奇經之一，脈也。

●**腎虛論**兼補法：

夫腎藏天，一以慳為事，心意內治則精全而澀出；思外淫，房室太甚，則固者搖矣。是以男子精氣滑而遺

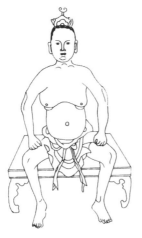

陰海任脈圖

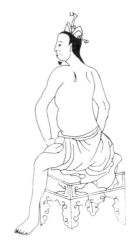

陽海督脈圖

失，蓋由腎氣虛損，不能禁固，精氣自溢；或因夢寐而
泄也。

然當服兩補腎固元之劑，亦不必專用熱藥治。法
曰：陽劑剛強，則天癸竭，而榮涸，蓋謂是也。大法速
宜灸氣海、腎俞、關元穴。

佗云：療五勞羸瘦，七傷虛乏，胸中瘀血，乳癰。
《外台·明堂》：人年三十已上，若不灸三里，令氣上
沖目，可灸三壯，針入五分。婦人乳癰、腫痛不忍欲死
者，三里穴下針，其痛立止。

人心去腎八尺四分，出於《靈寶秘法》（《靈寶秘
法》：道教典籍。靈寶，道教派別之一）。

天地相去八萬四千，人心去腎八尺四分，出於《靈
寶秘法》（此段文字原缺，據《內照圖》本補）。

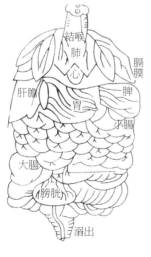

人身正面圖

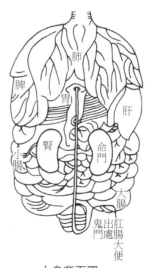

人身背面圖

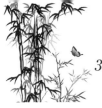

● 喉嚨：

喉嚨以下言六臟，為手足三陰。咽門以下言六腑，為手足三陽。蓋諸臟屬陰為裡，諸腑屬陽為表。以臟者，藏乎也，藏諸神，而精神流通也。腑者，庫府，主出納水穀糟粕轉輸之謂也。

自喉嚨以下六臟，喉應天氣，乃肺之系也。以肺屬金，乾為天，乾金也，故天氣通於肺，而肺應天，上連會厭。會厭（厭，原脫，據《內照圖》本補）者，五臟音聲之門戶。肺屬金，音聲應金石也。《九墟》（考《靈樞經》由此別名，係道家書籍）云：喉嚨喘息之道，其中空長可以通氣息。楊玄操云：喉嚨與咽並行，其實兩異，而人多惑之。蓋喉中為息道，咽中下水穀，其喉嚨下接肺兩葉之間，與今所繪者同。若吳簡序宋景所畫，希範喉中三竅者，非果喉中具三竅，則水穀與氣各從一竅而俱下，肺下無竅，何由傳道水穀入於下焦。

● 肺手太陰經：

黃帝書（原書稱「黃帝書」，考其內容多見《黃帝內經・素問》，少有未見文字，疑為節引和義引。以下同）云：肺為諸臟之上蓋，藏乎真高於肺，以行榮衛陰陽也。肺之形似人肩，二布葉中有二十四空行列，以分佈諸臟清濁之氣，而為氣管。乃相輔之官也，在喉嚨氣系之下。

● 心手少陰經：

黃帝書云：心形如未敷蓮花，中有九孔，以道天真之氣，神之宇也。其臟真通於心，心藏血脈之氣也，而

為身之君。以肺為上蓋，故心在肺之下。

● 心包手厥陰經：

《靈樞經》云：手心主脈，起於胸中，出屬心包下膈。《九樞》云：十二原，乙太陵為心之原，即心包穴也。明真心不邪，故手心主則心包也。

《類纂》曰：手厥陰心包之經，所謂一陰也。一名手心主其經，與手少陽三焦為表裡。今以臟象校之，在心下橫膈膜之上，堅斜膈膜之下，與橫膈膜相黏，其處黃脂膜浸包者心也，其漫脂之外，有細筋膜如絲。與心肺相連者，此包絡也。

● 脾足太陰經：

黃帝書云：脾形似馬蹄，內包胃脘，象土形也。經絡之氣，交歸於中，以營運真靈之氣，意之舍也。又云：脾為陰臟，位處中焦，主養四臟，故呼吸以受穀氣。以其上有心肺，下有腎肝，故曰在中，而藏乎真濡於脾，脾藏乎，肌肉之氣也。為諫議大夫，又曰倉廩之官。

● 肝足厥陰經：

黃帝書云：肝有二布葉，一小葉如木甲，拆之象，各有支絡血脈於中，以宣發陽和之氣，魂（魂：原作「𩲸」，讀ㄏㄨㄣˊ，《集韻》同魂）之宮也。故臟散於肝，肝藏筋膜之氣也，為將軍之官。其治在左，然以今之臟象校之（之，原脫，據《內照圖》本補），則肝在右脅，右腎之前，並胃，而胃與小腸之右外。

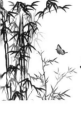

● 腎足少陰經：

黃帝書云：腎臟有二，形如豇豆，相並而曲附於膂筋。其外有脂裹，裡白外黑，主藏乎精，故臟真下於腎，腎藏乎骨髓之氣也。腎者，作強之官，伎巧出焉。其位下連於脅。今以見圖臟象校之，則在膈下，貼脊膂脂膜中，有系二道，上則系心，下則連二腎之系相通，已六臟也。

● 咽門：

自咽門以下六腑，咽應地氣，為胃之系也。以胃屬土，坤為地，坤土也，故應地。咽之下者，胃脘水穀之道也。凡咽門承受水穀，自胃脘而入於胃中。咽，嚥也，言可咽物也。又謂之嗌，言阨要之處。黃帝書曰：地氣通於嗌，嗌，咽也，以今臟象，咽在喉之後，合古書為是，於歐本（指的是《歐希範五臟圖》）則非。

● 胃足陽明經：

黃帝書云：胃者倉廩之官，布養四臟，故五臟皆稟氣於胃。胃者，五臟之本，故食氣入胃，散精於肝，淫氣於筋。食氣入胃，濁氣歸心，淫精於脈，脈氣流經，經氣歸肺，肺朝百脈，輸精於皮毛，毛脈合，精氣行於腑，腑精神明，留於四臟，氣歸權衡，以呼氣口成寸，以決死生。又飲於胃，遊溢精氣，上輸於脾，脾氣散精，上歸於肺，通調水道，下輸膀胱。水精四布，五經並行，合於四時（時，原作「府」，據《內照圖》本改）五臟陰陽，揆度以為常也。此水穀氣味奉生之理也。

● **膽足少陽經：**

黃帝書云：膽者，中正之官，決斷出焉，而為清淨之腑。

● **小腸手太陽經：**

黃帝書云：小腸者受盛之官，化物出焉。凡胃中腐熟水穀，其滓穢自胃之下口傳入於小腸上口，自小腸下口泌別，而水入膀胱上口，其滓穢傳入大腸上口。舉今所繪臟象同。

● **大腸手陽明經：**

一名回腸，以其回曲而受小腸之穀，因以名之也。乃肺之腑也。黃帝書曰：大腸者，傳導之官，變化出焉。

● **廣腸：**

又曰肛門。言其處似車釭形，故曰肛門。即廣腸也。一名直腸，一名魄門。黃帝書曰：直腸者，廣腸也。一名洞腸，受大腸之穀而道出焉。故魄門亦為五臟使，水穀不得久藏乎。

● **膀胱足太陽經：**

又名胞。胞，鞄也；鞄，虛空也。以虛承液焉，而為津液之腑。《類纂》云：膀胱者，胞之室也。黃帝書云：膀胱為州都之官，津液藏乎焉，氣化則能出矣。位當孤府，故膀胱不利為癃，不約為遺溺。又水泉不止，膀胱不藏，得守者生，失守者死。

● **三焦手少陽經：**

扁鵲曰：焦原也，為水穀之道路，氣之終始也。上

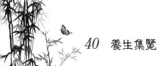

焦者，在心下，下膈在胃上口，主內而不出。其始在膻中，玉堂下一寸六分，直兩乳間，陷者是也。中焦者，在胃中脘，不上不下，主腐熟水穀。下焦者，在臍下，當膀胱上口，主分別清濁，出而不內，以傳道也。故上焦主出陽氣，溫於皮膚分肉之間，若霧露之溉焉。中焦主變化水穀之味，出血以榮五臟六腑及身體也。又下焦主通利溲便，以時傳下，故曰出而不納。

凡臟腑俱五者，手心主非臟，三焦非腑也。以臟腑俱六者，合手心主及三焦也。又云：臟惟有五，腑獨有六者，何也？所以腑有六者，謂三焦也。有原氣之所別焉，主持諸氣，有名而無形，其經屬手少陽，此外腑也，故言腑有六焉。黃帝書曰：上焦如霧，中焦如漚，下焦如瀆，而為決瀆之官，水道出焉。《九墟》云：中焦亦並於胃口出上焦之後，此所受氣，泌別糟粕，承津液，化其精微，上注於肺脈，乃化而為血，以奉生身，故得獨行於經隧，命曰營氣，故曰中焦如漚也。仲景曰：下焦不和，清溲重下，大便數難，臍腹築痛。故三焦者，寄於胸膈。

肺以下，右側可見心系，系於脊髓，下通於腎。腎系有二：一則與肺相通；一則自心入於肺。兩大葉之間曲折向後，並脊膂細絡相連，貫通脊髓而與腎系相通。其下則見於第四圖（人身正面圖）中，其系從肺兩大葉並向後附脊處，正當七節之間。黃帝所謂「七節之傍，中有小心」也。（此語出自《素問・刺禁論》）

五臟系通於心，心通五臟系，心之系與五臟之系相

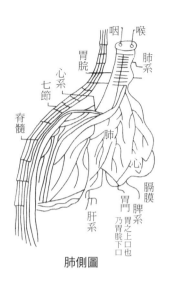

肺側圖

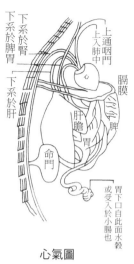

心氣圖

連，輸其血氣，滲灌骨髓。故五臟有病，先干於心。其
系上系於肺。其別者，自肺兩葉之中，向後通脊者腎，
自腎而之於膀胱，與膀胱膜絡並行，而之於溲溺處也。
肺之系者，上通喉嚨，其中與心系相通。脾之系者，自
膈正中，微近左脅，居胃之上，並胃胞絡及胃脘相連，
貫膈與心肺相通，膈膜相綴也。肝之系者，自膈下著右
脅肋，上貫膈，入肺中，與膈膜相連也。腎之系者，貼
脊膂脂膜中，兩腎二系，相通而下行，其上則與心系通
為一。

　　黃帝云：膻中者，神使之官，喜樂出焉。膻中在
兩乳間，為氣之海也。以氣布陰陽，氣和志達則喜樂
由生。又云：膈肓之上，中有父母。膈（膈：原作
「膜」，據《內照圖》本改）上者，氣海居焉。氣者，
生之原，乃命之主，故氣海為人之父母。膈肓謂心肺之

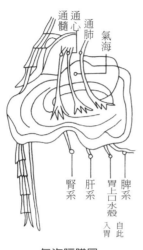

氣海膈膜圖

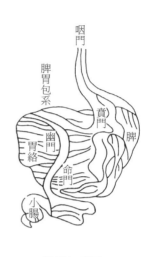

脾胃包系圖

間也，其膈膜自心肺之下，與脊脅腹周回相著，如幕不
漏，以遮蔽濁氣，不上熏於心肺也。

　黃帝云：脾之臟，其腑胃也。脾與胃膈相連，而脾
處胃之上。又云：胃之大絡，名曰虛里（里，原脫，據
《內照圖》本補），貫膜絡肺，出於左乳之下，其動應
衣，宗氣也。故胃為之市，水穀所歸，五味所入，如市
之雜也。《太素》云：胃者，太倉也。胃之五竅，閭里
門戶也。咽、胃、大腸、小腸、膀胱，為五竅。

　脾之有大絡，其系自膈下正中，微著左脅於胃之
上，與胃包絡相附矣。其胃之包，在脾之上，與胃相
併，結絡周回，漫脂遍佈，上下有二系。上者貫膈入肺
中，與肺系相併，而在肺系之後，其上即咽門也。咽下
胃脘也，胃脘下即胃上口也，其處謂之賁門者也。水穀
自此而入胃，以胃出穀氣，傳之於肺，肺在膈上，因曰

賁門。其門膈膜相貼之間，亦漫脂相包也。若胃中水穀腐熟，則自幽門而傳入於小腸。故言太倉之下口為幽門，其位幽隱，因名曰幽門。

● 小腸：

鵲曰：大腸、小腸、會門燕為闌處膈，言闌約水穀後其泌別也。其水穀自小腸承受，於闌門以分別也。其水則滲灌入於膀胱上口而為溲便，若穀之膿穢，則自闌門而傳道於大腸。故曰：下焦者，在膀胱上口，主分別清濁也。

● 命門：

臟各有一，腎獨有兩。左者為腎，屬水；右者為命門，屬火。亦猶北方之蟲，則有龜、有蛇，龜陰物也，蛇微陽也。所謂陽生於子，火實藏之。命門者，原氣之所繫，男子以藏精，女子以系胞，其氣與腎通。《脈經》云：左手尺中為腎脈，右手尺中為神門脈。又曰：右腎為命門，其府則胞門子戶。女子胞者，地氣之所生也。藏乎於陰而象地，名曰奇恒之府。今視臟象，則所謂男子藏乎精，女子系胞者，其原始自心之下系，貫七節之傍者，其系曲屈下行，接兩腎之系，下尾閭附直腸之右，通二陰之間，前與膀胱下口，於溲溺之處相並而出，乃是精氣所泄之道也。若女子則子戶胞門，亦自直腸之右，膀胱下口，相併而受胎，故精、氣、血、脈、腦，皆五臟之真。以是當知精血來有自矣。

● 大小腸膀胱系：

《甲乙經》：凡手少陰心之經，絡小腸。手太陽小

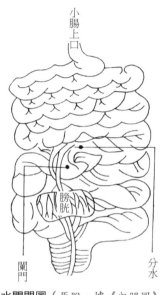

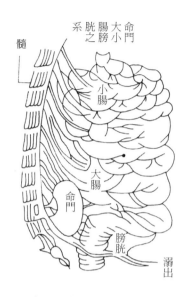

分水闌門圖（原脫，據《內照圖》補）　　命門大小腸膀胱之系圖

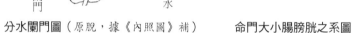

腸之經，屬小腸。手太陰肺之經，下絡大腸。手陽明大
腸之經，屬大腸。足少陰之經，絡膀胱。足太陽經，屬
膀胱。其大、小腸之系，則自膈之下，與脊膂連心、
腎、膀胱相系脂膜筋絡，散佈包裹，然各分紋理，羅絡
大、小腸與膀胱，其細脈之中，氣血津液流走之道。

● 髓：

黃帝書云：諸髓皆屬於腦。又云：腎生髓，髓生
肝。《九墟》云：人有四海，腦為髓之海。足太陽經入
絡於腦，故五穀之精津，和合而為膏者，內滲入於骨
孔，補益於腦髓。今視臟象，其骨中髓上至於腦，下至
於尾骶，其兩旁附肋骨，每節兩向，皆有細絡一道，內
連腹中與心肺，系及五臟相通。

《玄門脈訣內照圖》卷之下
（原缺，據《內照圖》本補）

● 十二經絡直訣：

呼為陽而應天呼出心與肺，吸為陰而應地吸入腎與肝。

立相六千七百五十息是陰，六千七百五十息是陽。呼為陽，吸為陰也。榮衛相隨，各行二十五度，六千七百五十周於身，漏水下百刻。凡人一畫夜，一萬三千五百息。扁鵲云：人受天地之中以生，所謂沖氣也。其天五之氣，始自中原，播於諸脈。

三焦經手少陽，起於小指次指之端，循手表腕，至目銳眥。子時注膽。

膽經足少陽，起於目銳眥，入大指歧骨內出於端。丑時注肝。

肝經足厥陰，起於大指聚毛之際，上循足跗上廉，上入肺中。寅時注肺。

肺經手太陰，起於中焦，下絡大腸。其支者，從腕後直出次指內廉出其端。卯時注大腸。

大腸經手陽明，起於大指次指之端內側，循指上廉。其支者，從缺盆上頸貫頰，入下齒中，上於鼻孔。辰時注胃。

胃經足陽明，起於鼻交頞中，下循鼻外，入上齒中。其交者，入大指間出其端。巳時注脾。

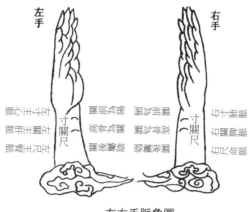

左手　　右手

左手脈　左心主脾腎　左肝主三焦　左腎主膀胱

寸關尺

膻前為陽　膻中為膻皇　膻後屬腎食

關高陽前後屬陰

寸關尺

右寸胇脈　右關脾脈　右尺命脈

左右手脈象圖

　　脾經足太陰，起於大指之端，循指內側白肉際。其者，從胃別上膈。午時注心。

　　心經手少陰，起於心中，入掌內，循小指出其端。未時注小腸。

　　小腸經手太陽，起於小指之端，循手外側上腕。其支者，入耳中，別頰，上抵鼻，至目內眥，斜絡於顴。申時注膀胱。

　　膀胱經足太陽，起於目內眥，上額交巔上。其支者，從膊內，左右別下，循京骨至小指外側。酉時注腎。

　　腎經足少陰，起於小指之下，斜趨足心。其支者，從腎上貫肝膈，入肺注胸中。戌時注心包。

　　心包絡經手厥陰，起於胸中，出屬心包，下膈，循小指次指出其端。亥時注三焦。復注於手太陰肺經。上合雞鳴，下應潮水，其氣與天地同流，加一至則熱，減

一至則寒，古人處百病，決死生，候此也。

脾、胃、膀胱，並屬陽道，非但三焦及大、小腸，五臟之源氣。

治行於陽，凡三焦者，有名無形。尺主下焦、小腸，至足陽明。腎經足少陰，起於小指之下，斜趨足心。其支者，從腎上貫肝膈，入肺注胸中。

● 心系六節：

七節之旁，中有小心，腎脈系七節旁，腎系十四椎節，人之一身，五臟六腑、百骸九竅，脈絡盡皆貫通，節節續無間斷，今盡其大略。

腦者，髓之海，諸髓皆通於腦，故上至腦，下至尾骶髓，則腎主之。

膻中，名氣海，在兩乳之間，為氣之海也，氣所居焉，能分佈陰陽。氣者，生源乃命之主，故為人父母不可損也。

膈膜，在心肺之下，與脊腸腹周面相著，如幕不漏，以遮蔽濁氣，使不上薰於心肺。

闌門、神闕，津液滲入膀胱，濁穢流入大腸。

脾、胃、膀胱，並屬陽道，非但三焦及大腸、小腸，五臟之源氣。治行於陽，凡三焦者有名無形，尺主下焦、小腸至足陽明。關主中焦及腰背脊一寸上。寸主上焦、頭皮及毛、盡手陽明。

臟喻山，腑喻道，收陰陽之道，合於五臟之氣候。是以黃帝論氣之行著，必分勇怯，故扁鵲治病忌神明之失守。叔和論脈，辨性氣之緩急，欲療病人，先察其

源，五臟未虛，六腑未竭，血脈（原脫，據《內照圖》本補）未亂，精神未散，服藥必活。然用芳草、石藥，必察緩和。看外證，得神者昌，失神者亡。外證面塵無色脫也，脈診得沉細而微，難治也。

黃帝曰：醫家之用功者，以專持毒藥，不察病之淺深，而不問其情。則精神不進，志意不治，故病不可瘉。《內經》所以閉戶塞牖，數問其情。夫用大毒之藥，若善藥不能取效，不得已而用之可也。

● 七表八裡：

浮、芤、滑、實、弦、緊、洪七表也，微、沉、緩、澀、遲、伏、濡、弱八裡也。

● 七表為陽象陽、少陽之數七（七：原脫，據文義，與下文「少陰之數八」補）也：

浮脈者，輕手乃得，重手不見。脈見諸陽為表熱，諸陰為表寒。浮，動在表，肌肉之上，浮為陽病，在表也。

芤脈者，浮大軟，而按之中央空，兩邊實也。脈中間空虛，芤主熱甚也。

滑脈者，不澀也，多與實數相兼，為病熱。或滑兼遲者，病寒也。

實脈者，大而長。沉浮皆得而數，陽熱甚也。

弦脈者，軟虛而滑，端直以長也。弦如張弓，如琴弦也。弦主風。

緊脈者，不緩也。或如轉索，或如切繩者。緊脈主痛。

洪脈者，極大而數，舉按滿指，實熱之極甚也。

● 八裡為陰象易、少陰之數八也：

微脈者，若有若無極細而軟也。多兼於遲，主於陰寒。微、沉、緩、澀、遲、伏、濡、弱見諸陰脈也。不可便言為寒，當以標本明之。

沉脈者，輕手不見，重手乃得，動在肌肉之下也。沉屬陰，病在裡。

緩脈者，縱緩而不緊，似遲而少疾也。緩而遲，為寒；緩大而長，又為熱。

澀脈者，澀而不滑也。或如刀刮竹，或澀而止住者。澀主心痛。

遲脈者，一息四至已下也。氣液虛損，故脈遲病寒，遲而不能數也。

伏脈者，附於骨，附，親近也，沉之甚也。伏主水者，蓄於內，積飲不散也。

濡脈者，按之似無，而舉指無力也。有似微弱，主極冷，多兼於遲。

弱脈者，軟弱無力也。弱而無力，必兼微而遲也。

● 四時平脈：

春弦一云長，夏洪一云數，一云鉤，秋毛一云澀，一云浮，冬石一云沉，一云伏。

第二　明當臟之病

● 從心起：

其液汗，心風嗜忘，心風寸浮數，心風成癲癇。其

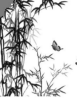

聲言，心氣痛甚，心氣寸緊，心氣成伏梁。其味苦。心熱狂走，心熱寸焦數，心熱風狂走。其臭焦。心冷死矣，心冷寸沉澀，心冷成痰。真心痛，手足冷。其色赤。心虛嗜驚，心虛寸濡弱，心虛成恐懼。

上五般之病，除虛不灸，餘四種並灸心俞，第七椎相去二寸二分。量病輕重，上至一百，下至三壯，一七。若從起處灸之亦差，餘並仿此也，不須更敘。

● 從肝起：

其液泣，肝風筋脈酸痛，肝風關浮數，肝風瘰癧，頸筋急。其聲呼，肝氣左脅痛，肝氣關緊強，肝氣風癖氣，左脅妨。其味酸，肝熱骨節痛，肝熱關洪盛，肝熱成精目赤，而骨節煩。其臭臊，肝冷不食菜吐水，肝冷關沉細，肝冷有痰飲青風。其色青，肝虛多恐懼，肝虛關芤濡，肝虛恐懼無力。

上五般病，當灸肝俞，從大椎下行至第九椎，夾椎相去二寸三分，候本臟脈，或從餘臟來，當灸餘臟。還量老少，病若重或輕，量事而治（原作「制」，據文義改，以下同）之，除虛不灸也。

● 從肺起：

其液涕，肺風皮膚生瘡，肺風寸浮數，肺風鼻塞瘡疥。其聲哭，肺氣成上氣噎，肺氣寸緊數，肺氣上喘氣膈。其味辛，肺熱成瘕嗽病，肺熱寸洪澀，肺熱頭面生疱瘡。其臭腥，肺冷成面黑悲，肺冷寸沉細，肺冷右脅生癖氣。其色白，肺虛饒涕皮癢，肺虛寸芤濡，肺虛鼻中肉結生。

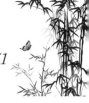

　　上五般病，除虛不灸，餘並灸之。從大椎下行至第五椎，夾椎相去二寸三分。若從餘臟來，候當臟脈，量老少輕重治之。

● 從脾起：

　　其液涎，脾風旋重，脾風關浮數，脾氣癱緩，右邊多重。其聲歌，脾氣皆妨，脾氣關緩實，脾氣皆痛，久成瘦病。其味甜，脾熱饒睡，脾熱關洪數，脾熱成黃，亦為三消。其臭香，脾冷吐水，脾冷關細澀。脾冷風入尺，胃痰飲脹滿。其色黃，脾虛來欠，脾虛關浮芤，脾虛心熱嗜饑嘔。

　　上諸病，除虛不灸，餘並須灸第十一椎，兩邊相去四寸半，季肋盡處即是。隨病輕重而灸之。若從餘臟而來，當候脈而灸之，量老少（老少，原脫，據《內照圖》本補）不妨藥治。

● 從腎起：

　　其液唾，腎風旋吐酸，腎風尺浮數，腎風酸攣急。其聲呻，腎氣脅脊疼，腎氣尺浮緊，腎氣背脊疼痛。其味鹹，腎熱骨煩痛，腎熱尺洪數，腎熱陰毒時行。其臭腐，腎冷腰腳疼，腎冷尺沉細，腎冷腰冷痹。其色墨，腎虛頭足酸，腎虛尺浮弱，腎虛多風耳聾。

　　上諸病，除虛不灸，餘病並灸腎俞，大椎下行至第十四椎，兩邊相去四寸是內腎俞（俞：原脫，據《內照圖》本補），又夾此椎相去七寸八分，斜下是外腎俞，亦主膀胱俞也。不妨藥治之。恐不審細，仍為圖記之後人背面。

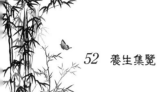

第三 明五臟相入（明，原脫，據《內照圖》本補）

● 肝病入心：

肝風入心，為癇，亦成瘰癧，項筋急，頭痛舌縮，壯熱。肝氣入心，為痃癖氣痛，甚難忍，左脅下痛。肝熱入心，項筋急，目赤舌乾，少睡，嗜驚恐。肝冷入心，為吐醋水，飲食不下。手足冷如鐵，名心痛。肝虛入心，嗜驚，惡罵、躁暴，不欲聞人語聲，則叫呼。

上此五般之病，除虛不灸，餘並灸之，當候之脈從何生，灸之即不錯也。兼須服藥，大段灸之，當候之脈，穴同上。心病入，亦準上，子不合傳母之逆也，病即難差。

● 肺病入心：

肺風入心，咳嗽唾血，身體戰掉（前三字，原殘缺，據《內照圖》本補），颯颯不安，皮膚瘙癢，瘡疥。肺氣入心，胸中病痛，取氣短，臥不安，胸背痛悶不已。肺熱入心，嗽逆吐血，皮膚生瘡，喘息粗短，面赤。肺冷入心，目中多淚，悲思不已，面目青黑，色不常。肺虛入心，悲啼思慕，嗜驚怕怖，皮膚白色。

上此五般病狀，除虛不灸。量病輕重，觀其老少斟酌之，不妨服餌。

● 心病入肺：

心風入肺，皮膚生瘡，白屑白癜，及花疥癩，肉中生瘤子。心氣入肺，胸背熱悶，胸前及背上熱瘤子。心熱入肺，皮膚熱蒸，手足煩悶，胸中及口生瘡。心冷入

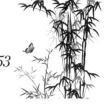

肺，雞皮白膚，面無血色，尪弱怯懼，無色。心虛入肺，啼泣悲哀，目中冷淚，鼻塞口乾，悲思。

上五般病，除虛不灸，其餘並灸。當候其脈，輕重老少，藥性臨時治之。

● **腎病入心：**

腎風入心，為癲，拂然而死。輕則眼旋，目眩生花。腎氣入心，為疙癖，氣動而改變，為氣病，面黃。腎熱入心，為狂癲（癲：原文顛，據文義改）之病，輕則骨煩，名陰毒時行。腎冷入心，手足冷如鐵，是名真心痛，甚則死。腎虛入心，四體昏昏，喜汗出，足無力，困悶昏昏。

上此五般病，亦候其脈，除虛不灸。視老少患狀斟酌，不得不依。

● **心病入腎：**

心風入腎，腳心熱，吸吸無力，手足骨節酸痛，頭痛。心氣入腎，連臍酸疼，兼膀胱及腰腳，痛不可忍。心熱入腎，困不知痛處。心意躁煩，怨不耐痛。心冷入腎，手足冷如鐵，痛甚即死，名真心痛。心虛入腎，背吸吸，耳聾目昏，健忘，嗜旋，無力。

以上諸病，除虛不灸，餘並灸之，服藥，量病老少衰弱斟酌，候本俞。

● **脾病入心：**

脾風入心，嗜嘔吐，頭重眼前昏昏，往往見黃黃，眼花。脾氣入心，背膊妨，心中悶悶，妨滿不飲食，兩脅妨。脾熱入心，饒唾涕，目黃疸，身熱噁心，變吐

昏悶。脾冷入心，脾中痰飲，時時吐水沫，腹脹不欲食飲。脾虛入心，食了旋饑，心中往往多熱，來嗜欠臥。

以上諸病，除虛不灸，餘並任灸，量老少衰弱，斟酌之，不妨藥治。

● 心病入脾：

心風入脾，生熱癬子在肉中，極則成疱瘡、癩病。心氣入脾，胃脾中痛，自臍上至心，難忍則死。心熱入脾，身熱，皮膚黃，極風，消渴、消中、消腎。心冷入脾，飲食不消，背膊發悶。胃中結氣。心虛入脾，好嗜臥，四體昏昏，不知痛處，無力。

以上諸病，除虛不灸，餘並灸。量老少衰弱，臨時治之，不妨藥治。

● 腎病入脾：

腎風入脾，手足戰掉，四體不安，習習昏困，無力。腎氣入脾，腰腳背疼，及胸兩脅妨，痛甚隔氣。腎熱入脾，饒睡困重，不知痛處所在，面腫浮也。腎冷入脾，腰背疼及痹，腳氣疼，白蟲，蛸蟲。腎虛入脾，腰腳無力，虛吸吸，四體困悶，頑痹。

以上諸虛不灸，餘並任灸，但灸腎俞，脾俞，自瘥（瘥：原書脫，據《內照圖》本補。後有「脾病入腎」四字，與文義不符，屬贅餘性衍文，予以刪除）。

● 肝病入脾：

肝風入脾，肉中生癬子，瘰癧，疱疔瘡，反花等瘡。肝氣入脾，左右脅妨痛，甚則為顆塊痛矣。肝熱入脾，背脊上熱，腫成熱癰，極則成膿。肝冷入脾，好吐

醋水，不欲吃菜，及水亦不欲也。肝虛入脾，喜太息，來欠，諮嗟，歎煩悶擾也。

上諸病，除虛不灸肝合脾，量老少、衰弱，以意消息。脾病入肝無異。

● **腎病入肺：**

腎風入肺，頭旋，鼻塞，鼻梁疼，頭重腳酸。腎氣入肺，肺胸脊欲得捶，嗽逆，無氣力。腎熱入肺，皮膚熱痛，嗽逆戰掉，久差。腎冷入肺，悲泣涕哭，面無血色，力微少。腎虛入肺，耳聾塞，口乾，酸疼，腰膝無力。

上五般病，除虛不灸，餘並灸之。量其老少衰弱，輕重治之。

● **肺病入肝：**

肺風入肝，嗜臥，疔瘡反花，結筋一聚，生惡瘡。肺氣入肝，百脈脹，口鼻青色，行臥不得。肺熱入肝，骨節粗，肉生癧子，後為瘡也。肺冷入肝，鼻目多水，出淚涓涓不絕，肉帶青色。肺虛入肝，常驚怕，狀似怯人、筋中疼痛也。

以上諸病，除虛不灸，餘並灸。仍藥服，勿使不慎口。當候其脈，勿使粗心，量病輕重而制之。腎病入肺，無異前也。

● **脾病入肺：**

脾風入肺，痰嗽，生瘡，在腦及頭面，疥癩等瘡。脾氣入肺，或噎病，膈氣上喘，瘦病，背膊中妨。脾熱入肺，惡腫，多患膿血，疥癩是也。脾冷入肺，反胃嘔

吐，胸中疼，心饒，吐稀痰。脾虛入肺，皮膚白色，瘙癢，欠嘔等是也。

上件諸病，當候其脈，量病輕重治之，除虛不灸。從名四肢，不妨用藥治。

第四　明臟腑相入

● 脾病入胃（原有「口」字，屬衍文，據文義刪除）：

脾風入胃，胃中熱，噁心，吃飯無味，鼻中覺香氣，吐甜水（《內照圖》本作「變吐甜水」）。脾氣入胃，胃中妨悶，吃食即脹滿阻滯，勿食白麵，發之。脾熱入胃，吃水多，心熱，面目黃，久不差，成三消之病。脾冷入胃，胃好吐酸水，不欲食，心中痛，久而成反胃，吐也。脾虛入胃，胃好呵噫，時時心悶，欲食不喜，食來欠多。

以上諸病，除虛不灸，餘灸。灸四肢，須灸脾俞差，但依病，當量之，胃俞當第十二椎兩邊二寸三分是也。

● 腎病入膀胱：

腎風入膀胱，小便無度，頭旋噁心，眼昏，腳酸痛。腎氣入膀胱，膀胱夾臍，及背脊兩脅妨痛，積成結氣。腎熱入膀胱，小便難，赤目，皮膚寒熱，頭痛（前八字原書殘缺，據《內照圖》本補）。腎冷入膀胱，遺溺氣，腰痛，白蟲。腎虛入膀胱，令人無力，房事不興，腦轉耳鳴。

以上諸病，當灸腎俞，及膀胱俞，在第十九椎兩邊

二寸三分是。量老少衰弱兼治之，臨時而治。

● **心病入小腸**（前五字，原書脫，據《內照圖》本補）：

心風（風，原作「病」，據文義改）入小腸，腸鳴作聲，或時激痛，小便秘澀，頭項痛。心氣入小腸，令人臍下痛，赤白痢下，秘澀難痛。心熱入小腸，令人渴，血熱悶煩痛，腸中如湯不安。心冷入小腸，令人泄，水穀不化，臍中疠（ㄐㄧㄠˇ）痛，不知為計。心虛入小腸，令人神魂狂亂，妄見恍惚，多語陶攪。

以上諸病，當灸小腸俞，第十七椎兩面，二寸二分。並灸心俞第五椎，兼治之無妨，量老少衰弱，臨時治之。胃中之病，亦相透得，病因種種不同，述難盡矣。

● **肺病入大腸**：

肺風入大腸，腸中宛轉，聞不欲食，食即吐，吐清冷水。肺氣入大腸，腸中痛不已，成妨悶作聲，脹滿不食。肺熱入大腸，令人糞色黃稀無度，而不堪近。肺冷入大腸，令人腸中水穀不化，名為水痢瀉。肺虛入大腸，令人面色白，胞內枯瘦，雞皮有鱗。

以上諸病，當灸大腸俞，夾第十六椎兩邊，二寸三分，亦須服藥。

● **肝病入膽**：

肝風入膽，常吐黃水，爪甲及面並帶青色，項痛。肝氣入膽，膽脹滿，左脅下痛，並轉脅中痛者也。肝熱入膽，目赤痛，嗜驚叫呼，面色惡，罵無度。肝冷入膽，不欲食菜，如吐酸水，左脅中第五肋中妨悶。肝虛

入膽，嗜怕懼不安，饒淚哭泣，面色青。

以上諸病，當灸膽俞，夾第十椎兩面三寸三分。老少衰弱斟酌之。病有風氣相和，冷熱相和，風冷相和，熱氣相併，虛而得也。因虛而風熱，氣輾轉通入臟腑，相薰成久而不醫，遂重難瘥，輕而易瘥，便為良醫。有重者而難痊，謂之小手。此蓋為自不識病源，養之成重。非醫之過也。

針有一月之功，灸有終身之效，藥通於六腑，丹石通骨，大而言之，藥治六腑之病，灸治五臟之病。五臟主皮、筋、骨、血。其方內有藥重處，用藥一件為治，應藥脈流行，無非灸道而貫之，達者思之。

第五　明臟腑應五臟藥名

古人處方立法，自有不同，藥不執方，旋為加減，量老少虛實，斟酌服之，無不痊除。

● 心風宜（原脫「宜」字，據《內照圖》本補）

服疏冷藥：

論藥性炮炙，制度各名，開具在後。地骨皮，龍骨，青黛，升麻，牛黃，梔子，大黃，知母，瓜蔞，黃連，人參，空青，生地黃，犀角，黃芩，為細末，溫蜜水調，食遠服。

● 心氣宜（原脫「宜」字，據《內照圖》本補）

服疏熱藥：

黃耆，當歸，芍藥，桂心，吳茱萸，蒼朮，陳橘皮，前胡，柴胡，遠志，人參，茯苓，大黃，食鹽，戎

鹽，為粗末，生薑煎，去滓，溫服，無時。

● 心熱宜服君冷藥：

鐵粉，黃連，升麻，牛黃，龍齒，秦艽，苦參，石蜜，白鮮皮，丹皮，龍膽草，銀屑，雷丸，熊耳，犀角，為細末，煉蜜丸，梧子大，四十丸，溫水下，食遠。

● 心冷宜服使疏藥：

吳茱萸，當歸，桂心，厚朴，川芎鬚，藁本，川烏頭，川椒，乾薑，戎鹽，白朮，蓽茇，山茱萸，橘皮，前胡，為細末，煉蜜丸，梧子大，三十丸，溫酒下，食前服。

● 心虛宜服君藥：

茯苓，山藥，百合，麥門冬，柏葉，菟絲子，甘草，人參，熟地，蓯蓉，天門冬，狗脊，萆薢，遠志，菖蒲，鐘乳粉，為細末，酒糊丸，梧子大，三十丸，淡酒下，食前。

以上臨時候脈，知病本末，方通用之，量老少、衰弱、輕重而治之，不可玄制方分之矣。修合炮製，精細詳審之，此藥任服無毒。

● 肝風宜服臣藥：

地膚子，白鮮皮，玄參，黃芩，苦參，秦艽，生地黃，大黃，升麻，大蘭皮梔子，地骨皮，羚羊角，為粗末，水煎去滓，食後溫服。

● 肝氣宜服使藥：

三棱，鱉甲，吳茱萸，鬱李仁，青木香，防葵，蜀

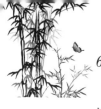

椒，陳皮，蕪荑，大黃，訶黎勒，蓽茇，為細末，煉蜜丸，梧子大，三十丸，熱水下，食後。（以上五個段落，原書脫漏，據《內照圖》本補）

● 肝熱宜服次冷藥：

秦皮，石決明，山藥，百合，黃芩，生地，黃連，天門冬，萎蕤，桔梗，芍藥，芒硝，為細末，煉蜜丸，梧子大，三十丸，溫茶清下，食後。

● 肝冷宜服熱藥：

大腹皮，檳榔，肉豆蔻，吳茱萸，桂心，橘皮，柴胡，前胡，鱉甲，蓽茇，薑屑，為細末，煉蜜丸，梧子大，三十丸，米飲湯下，腹空服。

● 肝虛宜服補藥：

芍藥，枳殼，黃耆，吳茱萸，五加皮，人參，五味子，赤茯苓，木通（木通，《內照圖》本作「芎藭」），遠志，為粗末，生薑煎，去滓溫服，不拘時候。

以上諸藥，量病輕重治之，餘準上，肝虛不敘耳。

● 肺風宜服疏冷藥：

桔梗，款冬花，升麻，黃芩，梔子，芍藥，葳蕤，百合，麥門冬，茯苓，橘核（橘核，《內照圖》本作「瓜蔞」），山藥，黃耆，為粗末，生薑煎去滓，溫服，食遠。

● 肺氣宜服疏藥：

知母，茯苓，人參，丹參，貝母，豬牙皂莢，藁本，黃耆，百合，大棗，葶藶，防己，杏仁，為細末，

煉蜜丸，梧子大，二十丸，熟水下，食遠。

● **肺熱宜服疏藥：**

棗根皮，山藥，犀角，通草，百合，黃連，梔子，茯神，款冬花，桔梗，杏仁，麥門冬，秦艽，為細末，水煎去滓，溫服，食遠。

● **肺冷宜服平藥：**

黃耆，人參，茯神，五味子，芒硝，山茱萸，漢防己，檳榔，柴胡，澤瀉，射干，百合，為細末，生薑煎，去滓溫服，食遠。

● **肺虛宜服溫冷藥：**

款冬花，貝母，升麻，百合，桔梗，麥門冬，五味子，五加皮，地骨皮，黃連，人參，茯苓，蓯蓉，大黃，為細末，煉蜜丸，梧子大，十丸，熱水下，食遠。

以上諸藥，臨時候脈，處其方，隨時消息。

● **脾風宜服疏藥：**

前胡，橘紅，人參，薑屑，升麻，黃芩，仙靈脾，五粒松，犀角，桂心，羚羊角，為細末，熟水與酒各半調服，食前。

● **脾氣宜服使藥：**

前胡，大黃，荊三棱，鱉甲，枳殼，橘皮，桔梗，吳茱萸，蒼朮，蜀椒，為細末，煉蜜丸，梧子大，三十丸，生薑湯下，食遠。

● **脾熱宜服疏冷藥：**

升麻，黃芩，桔梗，通草，百合，桑根白皮，麥門冬，芍藥，葳蕤，款冬花，秦艽，為細末，水煎去滓，

溫服,食前。

● **脾冷宜服疏熱藥:**

薑屑,附子,桂心,吳茱萸,白朮,乾薑,茯苓,大黃,澤瀉,橘皮,赤芍藥,防葵,為細末,酒糊丸,梧子大,三十丸,溫酒下,食前。

● **脾虛宜服溫補藥:**

人參,茯苓,菖蒲,遠志,五味子,山茱萸,犀角,茯神,黃耆,芍藥,百合,紫菀,澤瀉（脾虛段文字:原書脫漏,據《內照圖》本補）,為細末,煉蜜丸,梧子大,二三十丸,米湯下,食前。

以上諸藥,病製藥性,方分隨時治之,無不量事。（前四字原缺,據《內照圖》本補）

● **腎風宜服熱藥:**

黃耆,地骨皮,茵陳,石楠,石斛,菟絲子,附子,鹿茸,萆薢,戎鹽,薑屑,桂心,為細末,煉蜜,加酒和丸,梧子大,每三十丸,溫酒下,食前。

● **腎氣宜服鹹熱藥:**

吳茱萸,桂心,戎鹽,鹿茸,蓯蓉,磁石,石鹽,禹餘糧,鐘乳粉,硇砂少許,夜明砂,為細末,酒糊丸,梧子大,二十丸,鹽湯下,食前。

● **腎熱宜服疏冷藥:**

梔子,大黃,石膏,硝石,甘草,葛根,麻黃,黃連,麥門冬,瓜蔞,芍藥,滑石,為細末,水煎去滓,微熱服,食遠。

● **腎冷宜服毒熱藥：**

附子，乾薑，牛膝，杜仲，天雄，萆薢，磁石，蓽茇，吳茱萸，黃耆，骨碎補，鹿茸，為細末，煮糊丸，梧子大，三十丸，淡酒下，空心。

● **腎虛宜服熱補藥：**

天雄，鹿茸，菟絲子，蓯蓉，甘草，川芎鬚，當歸，枳殼，芍藥，萆薢，吳茱萸，為細末，水酒煮糊丸，梧子大，三十丸，鹽湯下。

上件諸藥，以意應五臟六腑，風、冷、熱、氣、虛損，量病應藥，修合炮製，精細詳審，旋為加減，用之如神。

夫良醫處治用藥，變應時，無以為定，病與藥令得復行，隨其宜制之，無旋不克，方分等差，亦時制之。但稟藥性，兼識病源，而不錯也。

凡藥有州土，採取皆有時節，用有新、陳，炒、搗（原檮，《說文》斷也，意為切碎）、煉、合，和服，一切知之，名為良醫也。又識會陰陽之體，行年本命，王相生氣，禍害絕命，福德天醫，病之淺深，量而制之。是良醫知病與藥也。

● **論藥性味無毒合炮炙制度：**

熟地黃酒浸洗，焙乾。陳皮去白，曬乾。蒼朮去皮毛，淨切碎，米泔浸一宿，曬乾，再涼一宿。遠志去心。厚朴去粗皮，剉，用生薑製，焙乾。乾薑炮裂。甘草炙黃色，或生用。杜仲去粗皮，剉，生薑汁拌炒乾。骨碎補去毛，剉，用酒拌，蒸一日，曬乾。天門冬併麥門冬二味用湯，湯潤，抽心，曬

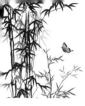

乾。狗脊去毛，剉，酒浸一宿，焙乾（前七字，原脫，據《內照圖》本補）。鱉甲去裙，醋蘸，慢火反覆炙黃色。石決明研細末。訶黎勒灰中煨，去核，酒浸，蒸乾。檳榔平坐端正者，勿令見火。肉豆蔻剉，酒浸一宿，焙乾。大腹皮用大豆汁與酒相和，洗過，剉，焙。枳殼麩炒，去穰。豬牙皂角去皮，塗酥，炙焦黃色。杏仁麩炒，去皮尖。葶藶紙上攤開，微炒。仙靈脾用羊脂拌炒，脂盡為度。石斛去根，剉，酒浸一宿，曬，焙乾。鹿茸火吹去毛，酒浸一宿，用酥塗，慢火炙黃。陳麻黃去根節。大黃去皮，煨，或生用。瓜蔞去皮，炒黃。茯苓去皮（去皮，原脫，據《內照圖》本補）。當歸破血宜用頭，取血止痛用尾。黃連去鬚，剉用，蜜拌，少炒。龍齒研細水飛過，蒸乾。龍骨黏舌者佳（前三字，原脫，據《內照圖》本補），用酒煮，焙乾。茯神去皮，併中心，所抱木。龍膽草去蘆，剉，甘草水浸一宿，曬乾。荊三棱火煨熟，剉碎。前胡、柴胡、秦芃、藁本、桔梗、蓯蓉、紫菀去土，各令去蘆頭。人參不去蘆，令人嘔吐。犀角鎊。羚羊角鎊。貝母、黃耆去黑心，擘開，塗蜜炙微赤。黃芩去黑心。牛膝去心。石鹽、菟絲子各令酒浸二日，切，曬乾。山茱萸、桑白皮、地膚子、夜明砂各令微炒。禹餘糧、磁烏石二味各用炭火燒通赤，醋蘸七遍，各令研細，水飛過。

● 論藥性有毒炮製者：

附子大熱大毒，灰火中煨製，去皮磨細。天雄大溫大毒。川烏頭大熱大毒，同附炮製。半夏生寒，熟溫，小毒，湯洗七遍，生薑製，焙乾。吳茱萸川椒小熱，小毒，去目，微炒汗出熱小毒，湯浸七次，焙乾。硇砂（硇砂，原脫，據《內照

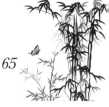

圖》本補）辛溫有毒，用少許。牛黃平，小毒，主小兒風熱。

其餘諸藥，性皆平溫，微寒而無毒，不在制度之數也。

● 湯液煎造：

病人擇醫，治必擇藥，煎熬制度，令親信恭誠，至意煎藥，銚器除油垢、腥穢，必用新淨甜水為上，量水大小斟酌，以慢火煎熬分數，用紗絹濾去滓，取清汁服之，無不效也。

● 古人服治法曰：

病在上不厭頻而少，病在下不厭頻而多，少服則滋榮於上，多服則峻補於下。

● 服藥有法：

病在心上者，先食而後藥。病在心下者，先藥而後食。病在四肢者，須服藥於旦。病在骨髓者，須服藥於夜。

第六　明臟腑成敗

● 五臟死：

心絕一日死，何以知之？抬眉喘，回視遲，口如魚口，死矣。肝絕八日死，何以知之？面青，但伏視而不見，泣出如水不止。肺絕三日死，何以知之？但口張，氣出而短，鼻色黑。脾絕十二日死，何以知之？臍腹泄痢不覺出，足腫。腎絕四日死，何以知之？齒面黑，目中黃，腰中欲折，自汗流水。

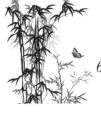

● 五體敗：

骨絕五日死，何以知之？脊痛，腰中重，不能翻覆耳。肉絕六日死，何以知之？舌腫，溺血，大便赤然也。筋絕九日死，何以知之？手足爪甲青，叫呼罵而不休。脈絕三日死，何以知之？口鼻張，氣但出而短者死。腸絕六日死，何以知之？髮直如麻乾，曲身不得者死。

● 五證死：

肉及足卒腫一證，面腫瘡，肝敗不堪治，一日死。眼枯陷二證，手骨杵缺，盆骨滿敗，一日死。聲散鼻張三證，唇反無理，肺敗不治，五日死。唇騫齒露四證，臍腫滿者，脾敗不治，十二日死。氣喘語遲五證，陰陽腫不起，腎敗三日死。

● 五色死：

面赤目青死。面青目黃死。面黃目黑死。面白目黑死。面黑目青死。

● 五聲死：

氣聲絕，腹脹如鐵，脾絕死。妄語錯亂，神去死。語聲散，魄去身無肺死。語聲高，魂去身無肝死。長呻吟，志去身無腎死。

● 五體死：

頭重嘔吐，一體死。足重心腫，二體死。手爪甲青，三體死。腳爪甲黑，四體死。膝大如斗，五體死。

● 五竭：

髮直如麻，是血竭。足爪甲青，筋竭。齒燥如熱小

豆，骨竭。鼻張，氣但出，氣竭。耳、鼻、唇焦黑，肉竭。

● 五傷死：

房事無度，傷腎。食飽醉臥，傷脾。言無多憂，傷心。嗜食鹹熱，傷肺。用力無度，傷肝（原書此段內容脫漏，據《內照圖》本補）。

● 五傷脈不療：

傷腎，左尺脈如屋漏、解索、雀啄、彈石。傷脾，右關如蝦游，雞足踐地，魚翔。傷心，左寸如斷索、雀啄、屋漏。傷肺，右寸如屋漏之狀，亦如彈弦之狀。傷肝，左關如擊弦之狀（原書脫「五傷脈不療」，今據《內照圖》本補）。

● 五不稱脈：

脈大而息細，死。大人脈如小兒脈，死。息大而脈小，死。小兒脈如大人脈，死。熱病而脈沉，死。

● 五視死：

病人，目上看人者死。病人，目看斜者死。病人，目直視者死。病人，下看人者死。病人，目無睛光者死。

凡辨生死之法，但人改常者，即死矣。聲、色、心、性，但一改常者即死矣。

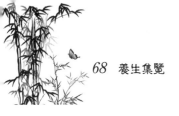

宋刻《內照圖》跋

夫人者，稟之法者，吐納之氣是也。以陰陽氣造化之內運者，即手足是也。興動吹變，須會逆順。若逆則五氣相反，若順則五氣相生。然以五氣之中，則主五臟之內稟五氣，非但人身，瓦礫、草木，悉同於此。藥性方術，亦復如是。然知之鮮矣！以圖之於象，合物會之。刻心思惟，深埋於皮骨之內，露五臟焉。

紹聖二年（1095年北宋哲宗）三月秘閣秘書省正字臣沈銖校書。

《玄門脈訣內照圖》附方

新添長葛禹講師益之，晉陽郭教授之才，二先生經驗，《婦人產育》名方，並《小兒名方》卷第二（此段文字：據考是長葛人禹益之和晉陽人郭之才，二先生經驗之書）。

● 增損地黃丸：

治婦人月經不調，以致久而無子，是衝任伏熱也。

當歸全，二兩　真熟地黃半斤　黃連淨，一兩

三味共酒浸一宿，焙乾，為細末，煉蜜為丸，如梧子大，每服五十丸至百丸。經少，溫酒下，經多，米飲下。

● 調經湯：

治婦人經水不調，或產後臍、腹、腰、脊疼痛不忍，或臨經澀者。

　　莪朮（原作「廣茂」，但書中有筆誤，經考證是莪朮的別名，故改之）一錢半，煨熟　延胡索　苦楝子各二錢半，一半炒　川芎　當歸全　芍藥各二錢半　熟地黃半兩　檳榔一錢

　　上為粗末，每服半兩。水一茶盅，煎取七分，去滓，稍熱，食前服之。

　　● 使君子湯：

　　治婦人月經斷絕不行者。

　　甜瓜蔓陰乾　使君子各半兩　甘草末六錢

　　上為細末，每服二錢，溫酒一盞調下，空心服之。

　　● 通經丸：

　　治婦人月信凝結，久而不通，漸瘦成勞。

　　川大黃去皮，一兩，用釀醋小半盞，煮大黃，醋盡，以文武火焙乾

　　上為細末，釀醋為丸，如梧子大，都作三服，煎紅花湯下。如經過多，煎木香湯送下，然虛實加減服。

　　● 莪朮湯：

　　治婦人月經不調。雖有之，其色或青，或紫，變生諸疾欲死者。

　　木香　莪朮濕紙裏，火煨，切，燥炒，各一兩　桃仁三兩半，麩炒，去皮尖，雙仁　胡桃二兩，湯浸去皮

　　上木香、莪朮二味，先為細末。另將胡桃穰、桃仁二物同研為膏，如泥爛，貯瓷器內。每服抄膏一匙，溫酒一小盞，抄前藥末三錢匕，調服，空心日進二服，取效甚多。

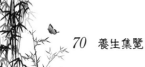

● 生地黃湯：

治婦人月經不調，熱閉斷絕，往來寒熱，發熱昏悶，四肢怠惰，不美飲食。

人參　白朮　白芍藥　桔梗　黃耆梢　甘草梢　黃連酒浸、洗，曬乾，各二錢　當歸三錢　升麻四錢　柴胡　黃芩炒　黃柏炒，各一錢半　生地黃　熟地黃　紅花各半錢　五味子四十個　桂去皮，一錢

上㕮咀，每服一兩，水一茶盅半，浸三時，煎取一盅，去滓，溫服，食前。

● 驗胎散：

治婦人經絡阻滯三個月間。

川芎二兩

上為細末，空心濃煎新艾湯一盞半，調一匙頭服之，腹內微動者，是有妊也。

妊娠安胎

● 安胚丸：

治妊娠婦人，經水適來，素不堅固，遂有殞墜。覺有孕時，便可服之，而不致損，妊婦可以常服。

黃芩去心皮，二兩　白朮七錢半，土炒　縮砂仁半兩　枳殼麩炒，去穰，二錢半

上為細末，燒飯和丸，如梧子大，每服三五十丸，空心溫米湯下。

● 琥珀湯：

治妊娠，或因築磕著，或胎死腹中，惡露已下，疼

痛難忍，口噤欲絕。若胎不損，則痛止，子母俱安。若胎已損，立便逐下，神妙。

當歸全三兩　川芎二兩

上為細末，每服半兩，水酒各一盞，煎至一盞二分，去滓溫服，食前。

● **黃龍湯：**

治妊娠頭痛，不飲食，脅下痛，嘔逆痰氣，產後傷風，熱入血室，寒熱如瘧，經水適來，病後勞復，餘熱不解。

柴胡二兩　黃芩　人參　甘草炙，各一兩

上㕮咀，每服五錢，水一盞半，生薑三片，棗一枚，煎取七分，去滓，溫服。若腹痛去黃芩，加芍藥三分。

● **人參散：**

治妊娠熱氣乘於心脾，津液枯少，煩躁壅熱，口舌乾燥，煩渴。

青竹茹一兩　麥門冬去心，半兩　黃芩一錢半　地骨皮一錢　甘草口口（原缺劑量，無字可補）

上為末，水一升，煎至六合，去滓，分三服，無時服。

● **當歸散：**

治妊娠，忽暴下血數升，胎躁不動。

生地黃一兩　當歸　乾榆白皮各半兩（「乾榆白皮」原脫，今據《內照圖》補）葵子二兩

上為粗末，每服五錢，生薑五片，水二大盞，煎取

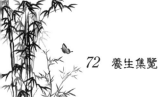

八分，去滓，食前溫服。

● 保安散：

治妊娠，自有所傷，胎動疼不忍，及血山崩不止。

帶皮縮砂一兩，炒黑色，去皮為末

每服二錢，清溫酒一盞調下，覺腹中熱，則胎已安也。

● 立聖散：

治妊娠下血不止。

雞肝細剉，酒一升煮，共食之，大效。

● 赤茯苓湯：

治妊娠小便不利，及水腫，灑灑惡寒，動轉疼痛。

赤茯苓去皮　葵子各半兩

上為細末，每服二錢，新汲水調下。

● 犀角散：

治妊娠婦人，產前後，諸風熱困倦，時發昏眩等證。

人參　犀角　山梔子　黃連　正青黛　川芎　川羌活　吳白芷　甘草炒　茯苓各半兩

上為粗末，每服五錢，水一盞半，生薑二片，竹葉十片，煎取一盞，去滓，食遠溫服。

太寧散：

治妊娠下痢赤白，及泄瀉疼痛垂死者。

黑豆六十粒　甘草二寸半，半生半熟　御米殼六個，去穰蒂，半生半炒

上為粗末，生薑二片，水一盞半，煎至七分，去滓

溫服，食前服，神效。

● 火龍散：

治妊娠，心氣痛。

艾葉末半兩，鹽炒一半　茴香半兩，炒　川楝子炒，半兩

上為散，每服二錢，水一盞，煎至七分，去滓溫服，無時。

● 聖酒方：

治妊娠腰痛如折。

大豆二合，炒熟

以清酒一大盞，煎取七分，去滓，食前溫服。

● 獨聖散：

治妊娠小便不通。

蔓荊子一兩

上為細末，每服二錢，濃煎蔥白根湯一大盞調下。食前服之，日進三服。（赤茯苓湯至獨聖散一段文字，原書脫條文，今據《內照圖》本補）

● 萬應丸：

治妊娠胎動不安，及產後小戶痛不忍者。

知母去皮，一兩，炒

上為細末，煉蜜為丸，如彈子大，每服一丸，清酒一盞化開，食前服之。

● 產後並難產：

治婦人臨產之時，當先脫尋常所著衣，籠灶口令至密，即易產也。切不可令旁人喧擾，若產時直至連腰引

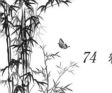

痛，眼中生花，此是兒轉，方可服葵根湯一、二服，切勿太早服之，須待其時，旁人不可逼迫，大小倉卒，恐有所傷。凡欲產時，抱腰之人，不得傾斜，則兒得順，自然易產。直待兒出訖，一切人及母，莫問是男是女，方可語諸人言話。欲產時，先取新汲水半盞，兒始落地，便頓飲之，血不上搶也。

產後大忌食熱湯，勿令母見血穢污，勿服熱暖藥及熱麵等物，飲食當如人肌體溫乃可也。

● 葵根湯：

治滑胎易產，妊娠因漏胎，或臨產驚動太早，產時未至，穢露先下，致使胎胞乾燥，臨產艱難。

葵根　瞿麥　榆根白皮各半兩　木通二錢半，剉（前六字原脫，據《內照圖》本補）　牛膝去苗，二錢半，酒浸一宿，焙乾　大麻仁三錢半，另研

上為粗末，每服半兩，水一茶盅半，煎取一盅，去滓溫服，不拘時候。（前三字原脫，據《內照圖》本補）

● 阿膠散：

治橫倒生，手足先出。

黃明膠一兩　炙滑石末一兩，細膩者　葵子二合　當歸二錢半

上為粗末，水二盞半，煎至七分，去滓，分作二服。

● 獨勝方：

治產腸先出，兒即隨產。

用蓖麻子四十九粒，研爛，塗產母頂上，自然收上

也。

又方：若久，風吹腸乾，其腸不能上者，以磨刀水少許，溫潤盤腸，煎好磁烏石湯一杯，令產母溫服，自然收上也。

又方：產門子道乾澀，必致難產，務要產婦惜力。或心中熱悶，取白蜜一匙，新汲水一盞調下如神。

又方：若未解，取生雞子一個，去皮吞之。待兒欲生，頭面端正，逼近產門，然後上草，令人抱腰也。

又方：經日不生者，用秤錘或鐵杵或斧頭皆可，燒通赤。用無灰清酒二升，盛在木器中，投至三次，每服一杯，自然易順也。

● 紅花湯：

治婦人產後，惡物沖心，四肢冰冷，唇青腹脹，飲食不下，發昏迷者，急服之。

頭紅花一錢　紅藥子一兩

上為細末，每服五錢，水二盞，用婦人油頭釵兒二支同煎，至一盞，去滓，溫服。大小便俱利，血自下也。

● 芎鬚湯：

治產後，或傷胎，去血過多，或血山崩，或金瘡去血過多，昏暈不省人事，心煩暈悶，舉頭目暗欲倒者。

川芎鬚　當歸尾各一兩

上為粗末，每服五錢，水一盞半，煎取一盞，去滓稍熱無時。

● **梅師方：**

治婦人子戶痛不忍者。

肥牛膝去蘆，五兩

上剉，酒三升，煮取一升半，去滓，分為三服，大效。

● **枳殼丸：**

治產後，大、小便澀滯。

枳殼去穰，一兩，麩炒　大黃一兩　木香三錢　麻仁炒黃，一兩

上為細末，煉蜜和丸，梧子大，每服三五十丸，食後溫水送下。如飲食不化，亦得服之。

● **涼血湯：**

治婦人血山崩不止，腎水陰虛，不能鎮守包絡相火，故血走而崩也。

生地黃　當歸尾各半錢　黃連　黃柏　知母　藁本川芎　升麻各二分　川羌活　柴胡　防風去皮，各三分甘草　細辛　荊芥穗　蔓荊子各一分　紅花少許

上㕮咀，都作一服，水三盞，煎取一盞，去滓，空心稍熱服之。

● **犀角飲子：**

治產後亡液虛損，時自汗出，發熱困倦，唇口乾燥。

犀角　白尤　麥門冬去心，各半兩　柴胡一兩　商枳殼去穰，麩內炒　地骨皮　生地黃　甘草炒（原脫，據《內照圖》本補）　當歸　人參　茯苓去皮　黃芩各三錢

黃耆七錢

上為粗末，每服五錢，水一盞半，入浮麥七十粒，生薑三片，煎取七分，去滓溫服，食遠，日二服。

● **通和湯：**

治婦人乳癰，疼痛不忍者。

穿山甲一兩，炮，炒黃　川木通剉，一兩　自然銅半兩，火燒通赤入醋內蘸三次

上為細末，每服二錢，熱酒調下，食遠服之。

又方：專治乳癰腫痛，諸藥不能止痛者。

著足三里一穴，針入五分，其痛立止，如神也。三里穴在膝下三寸，䯒外廉兩筋間，舉足取之。

● **加減補中湯：**

治產後傷血動氣，腹中痛，少腹拘急，時有自汗，不思飲食。

熟地黃一兩　當歸尾二兩　黃耆二兩（原脫，據《內照圖》本補）　白芍藥二兩　桂三錢，去皮　甘草□□（原缺、無字可補）

上㕮咀，每服五錢，水一盞半，生薑三片，煎取一盞，去滓溫服，食前空心服之。

● **縮砂仁湯：**

治胎前產後，血崩不止，臍下急痛。

黃耆半兩　白朮四錢　黃芩半兩　川芎三錢　黃連□□（原缺、無字可補）　川楝子三錢　芍藥炒，三錢　生地黃　縮砂仁各半兩

上為散，每服半兩，水一茶盅，煎至七分，去滓，

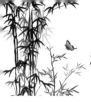

溫服，食前服之。

● 增損柴胡湯：

治崩中不止，及產後月經過多，身體如冰，自汗如浴，發熱口乾。先止自汗，以四物湯內加白虎湯，汗止，次止其熱，以小柴胡湯內加四物湯各五錢，水一大茶盅，生薑二片，煎取七分，去滓稍熱，食遠服之。

● 遇仙散：

治產後諸般惡痢，或赤白五色相兼，裡急後重，臍腹絞痛，日夜無度，口噤不食。不問大人小兒，虛弱老幼，並宜服之。

御米殼擇淨，炒黃色　當歸尾　甘草各二兩　赤芍藥　酸石榴皮　地榆各一錢半

上為粗末，每服三錢，水一盞半，煎至一盞，去滓，溫服，空心。小兒旋，加減服之。

小兒諸候名方（《內照圖》本作「小兒諸疾名方」）

● 三棱煎丸：

治小兒食飲過多，痞悶疼痛，宿食不化，久而成癖也。此藥專能破婦人血積血滯。

三棱　大黃

上將大黃為末，於鍛石器內，或砂石器中，以好醋漬令平，用緩火熬，可以與二味和丸，如麻子大，或綠豆大，每服十丸，至二三十丸，食遠溫水下，虛實加減，大小如梧子大，每服四十丸。

● **丹砂丸：**

治小兒五疳八痢。

好朱砂研　青黛各一分　丁香　肉豆蔻一枚　麝香一錢，研　沒石子一枚　大乾蝦蟆一個，去頭足，酥塗炙黃

上為細末，麵糊丸如綠豆大，每服三十或五十丸，空心溫米湯下。

又方：專治小兒癖氣，久而不瘥者。

中脘一穴，章門一穴，在大橫外直臍季肋端，側臥，屈上足，伸下足，舉臂取之。右中脘、章門二處，各灸七壯，臍後脊中灸二七壯。取中脘穴，從骭骬下取。病兒四指縫灸之，無不效也。禹講師經驗。

● **天麻散：**

治小兒急、慢驚風，其效如神。及大人中風，涎盛，半身不遂，語言難，不省人事。

半夏半錢　天麻　白茯苓去皮，各二錢半　甘草炙　生薑各一錢　白朮一錢

上件一處，用水一盞，入瓷器內，煮令水乾，將數味藥焙乾為細末，每服一錢半，煎生薑、棗兒湯半盞調下，無時，大人三錢。

● **玉液散：**

治小兒嘔逆吐瀉，霍亂不安，煩躁不得睡，及腹脹，小便赤澀，煩渴悶亂，或傷寒、瘧病皆效。

桂府滑石（產地為山東省蓬萊縣桂府村）四兩燒過丁香一錢　藿香葉半兩

上為細末，每服一錢，清泔水半盞調下，或冷服

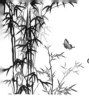

之。大人霍亂吐瀉，水打蠟，茶清調下三錢，立效。

● **無價散：**

專治小兒實熱，喘急不止欲死者。

辰砂二錢半　甘遂一錢半，麵裹微煮、切、曬乾　輕粉半錢

上為細末，每服一錢，用溫漿水少許，上滴小油一點，抄藥在上，沉下去，卻漿水灌之，立效如神。

● **經驗方：**

治疹豆瘡後，眼內生翳膜者。

白菊花　綠豆皮　穀精草去根，各半兩

上為細末，每服抄一大錢，乾柿一個，生粟米泔一盞。熬米泔盡，將柿去核食之，一日可食三枚，無時。病淺者，二十日，遠者一月，必效。

● **豬尾膏：**

治瘡子倒擫黑陷。

小豬尾刺血三點，入生腦子少許，同研，新汲水調服，立效。

● **鎮肝丸：**

治小兒急慢驚風，目直上視，掉搐昏亂，不省人事，是肝經風熱也。

天竺黃研　生地黃　竹葉　當歸　川芎　草龍膽去蘆　山梔子　川大黃　川羌活　防風去蘆，各二兩

上為末，煉蜜和丸如雞豆大，每服二丸，砂糖水化開，服之，無時。大人三五丸。先服鎮肝丸，次服天麻散。

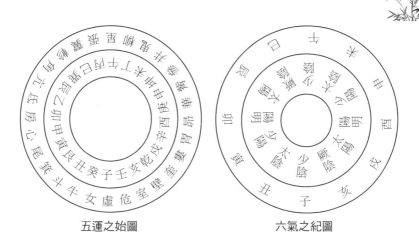

五運之始圖　　　　六氣之紀圖

● 治初生小兒臍風撮口諸藥不效者：

取然谷一穴，在足內踝前，起大骨下陷中，可灸三壯，針入三分，不宜見血，立效。治大人、小兒，口噤、牙關不開者，諸藥不下。生天南星細末一匕，腦子少許，相和研勻，用指頭蘸生薑汁，蘸藥末於左右大牙根邊擦之，立開。

● 運氣節要：

五運以土為尊，故為君，而南面，謂之南政。丹天之氣，經於奎壁（奎壁，原脫，據《內照圖》本補），牛女戊分，牛女、癸位、戊分，屬位中宮。故癸為火運，戊與牛連，位存化火熱也。黅天之氣，經於心尾己分，己與甲合中宮，故位於甲己，為土運。蒼天之氣，經於危室、柳鬼，危室壬位，柳鬼丁位，蒼木氣也，故丁壬為木運。素天之氣，經於亢氐、昴畢，亢氐乙位，昴畢庚位，素金氣也，故乙庚為金運。玄天之氣，經於張翼、婁胃，張翼丙位，婁胃辛位，玄水氣也，故丙辛

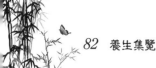

為水運。

甲膽乙肝丙小腸，丁心戊胃己脾鄉，庚屬大腸辛是肺，壬是膀胱癸腎堂。

又：歲之本位月司天，順數前三見在泉，前四便是初之氣，二三四五六排連。

● **五運：**

甲乙歲土運，乙庚歲金運，丁壬歲木運，丙辛歲水運，戊癸歲火運。

● **六氣：**

厥陰風木，少陰君火，太陰濕土，少陽相火，陽明燥金，太陽寒水。

● **十干：**

甲、丙、戊、庚、壬，五者皆陽干。乙、辛、己、丁、癸，五者皆陰干。

● **十二支：**

甲、子、辰、寅、午、戌，六者皆陽支。巳、酉、丑、亥、卯、未，六者皆陰支。陽支配陽干，二陽用事，其氣常盛，故運行為太過。陰支配陰干，二陰用事，其氣常衰，故運行為不及。

● **太過有餘：**

土運甲歲，水運丙歲，火運戊歲，金運庚歲，木運壬歲。

● **不及不足：**

土運己歲，水運辛歲，火運癸歲，金運乙歲，木運丁歲。

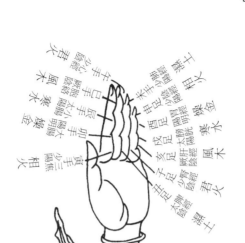

五運六氣詞上手之圖

● **歲會謂運與歲相會：**

木運臨卯，丁卯是也。

火運臨午，戊午是也。

土運臨四季，甲辰、甲戌、己丑、己未是也。

金運臨酉，乙酉是也。

水運臨子，丙子是也。

● **每歲天之六氣客：**

司天為三，後二氣為初，後一氣為二，前一氣為四，前二氣為五，在泉為六。

● **每歲地之六氣主：**

厥陰初，少陰二，少陽三，太陰四，陽明五，太陽終。子午年以少陰位居司天，丑未年乙太陰位居上。餘依此轉。

　　每歲交六氣之期，每氣司六十日零八十七刻半。每
歲交五運之期，每運司七十三日零五刻。三十六年為一
合，十一合為一運，即三百九十六年也。自大定戊申，
交入火運（大定戊申為金世宗二十八年，西曆1188
年）。

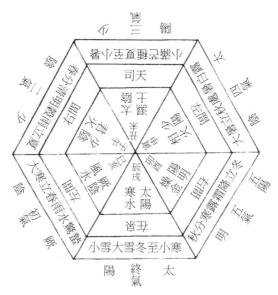

每歲司天在泉主客氣之圖

附錄：華佗先生《內照圖》序跋

（序跋：原書缺，據《內照圖》本補，屬後人撰寫）

一、華佗先生《內照圖》序

醫術之傳也，以人傳，亦以書傳。自軒岐三代而下，迄於近今工斯術者，無慮數百家，要皆著書自見，獨漢華佗無聞焉。考之史傳，佗有活人書一卷，臨死與獄吏，吏畏法不敢受，引火焚之。嗟嗟！佗遂無書矣。今世傳《中藏經》八卷，乃其外孫鄧處中所造，非佗書也。余嘗思佗之為術有異於古今之為醫者，其治病或剖破腹背，或湔洗腸胃，較之隔垣之視為已奇矣，豈其出聖入神，如此而書顧不傳乎？及觀醫統書目，佗有《內照圖》一編曾行於世，而知佗自有書在也。

夫人之一身五臟六腑三焦四海十二經脈，其部位曲折幽隱之處，返觀可以自省，故圖以「內照」名意。當日佗以此圖自照，遂以此照人，故雖剖腹滌腸而病情皆奇中爾。但其書累代藏之內府，世罕見聞。嘉靖間太醫院判周與國抄得，又秘於家不傳，余得之其孫道州先生，剝落漶漫殆不可讀。因為正其亥豕，公之於世，亦使世知佗有書，且裨於後之學斯術者不淺也。書凡四卷，其後二卷乃郭、禹二氏所撰，余故不存，獨存佗書。

康熙戊申（1668）陽生日吳中後學汪琥苓友氏序

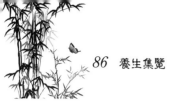

二、華佗先生《內照圖》跋

《內照圖》二卷，相傳為漢華佗元化撰。前有至元癸酉孫奐序，癸酉乃元世祖十年，宋度宗咸淳九年也。序云：佗死獄中，僅存《內照圖》一編，累代藏於秘府，故世罕得見焉。長葛禹益之，得於包洪道家，復取宋人楊介注說，參附其中。後有晉陽郭之才，產嬰諸方，及益之《運氣節要》。乃固陵王達之並為一書，仍請醫學教授許信之等校定，命工板行。按《魏志·佗傳》：佗出一卷書與獄吏，吏不敢受，索火焚之。則佗之書久絕矣。何意越千年而忽出耶。傳又稱其弟子，吳普、樊阿，從佗學。普依準佗治，多所全濟。阿善針術。普年九十餘，阿壽百餘歲。則佗書雖不傳，而弟子習業者，亦著書傳後。《隋經籍志》載：吳普撰《華佗方》十卷，《華佗內視》五卷。《觀形察色並三部脈經》一卷，《枕中灸刺經》一卷，此《內照圖》殆即《內視》轉寫之異。而《直齋書錄解題》及《宋史藝文志》有華氏《中藏經》一卷，今亦尚有流傳。想亦名醫綴輯，而托於華氏歟。余偶獲此抄本於吳中，似從元刻錄出，圖寫極精。復於友人處見一刻本，係成化二十三年，仲蘭所梓。跋云：閣老彭文憲於秘笈中抄得。則元刻在明時已少。又胡文煥《格致叢書》亦嘗匯刊，面目已改，脫誤百出。此外不多見，則是本洵可寶也。

嘉慶十六年（1811年）七月晦日海寧陳鱣題

卷二

《修真秘要》序

予觀《修真秘要》一書，言簡而旨深，功廉而效大，誠修身延命之術也。且夫人稟陰陽之氣以生，其本始未嘗少欠，一與物接，乾元之祖漸為七情所耗，是以氣滯血凝而病生焉。故古之君子見道分明，知言養氣。欲行集義之功，必先熊頸鳥伸，收視反聽，以導引其關節。關節通則一氣流行於上下矣。《易》云：天行健，君子以自強不息，此之謂也。蓋天地之道，晝夜運行而不息；吾身之氣，亦晝夜周流而無間。知天地之道，然後可以言吾身之造化矣。孔子曰：變通莫大乎四時。孟子曰：我善養吾浩然之氣，即此而觀，則知仲尼誠體是易，孟子真有此氣。大哉，孔孟神妙，萬物至極。而不尚者乎？奈何道喪千載，聖遠言湮。仰東山者，動輒以功名富貴為心，談聖學者，但見以工麗詞章為重。曾無一言以及吾身之造化者，可勝歎哉！予得此集，豈容自私，遂付諸梓，以廣前人修己治人之意。有志於是者，覽而行之，雖未必能壽考，若籛鏗[1]，登玄如松子，然於性命之秘，亦可少裨其萬一也。上達之士，幸勿以是為迂哉。

正德八年[2]乙亥孟春元旦文林郎知直隸常州府靖江縣閩中蔡識

[1]籛鏗：考《神仙傳》曰：彭祖，姓籛，名鏗。帝顓頊的玄孫，善養性。

[2]正德八年：西元1513年。

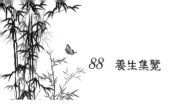
《修真秘要》

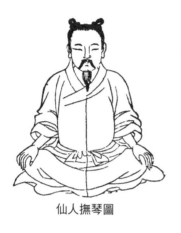

仙人撫琴圖

● 仙人撫琴　治久病黃腫：

以兩手按膝，施功，存想閉息，周流運氣四十九口，如此則氣血融，而病自除矣。

七情內傷，六淫外感，不節房勞、飲食，至虛胃土。不能運化五穀，清濁不分，相混鬱塞，而為熱濕，遂成鼓脹。停水為水腫，滯氣為氣腫。其形四肢浮腫、腹脹，治要在利水、順氣、清濕熱而已。兩手重力按膝者，使四肢氣血流通也，分理清濁，壅塞氣也。閉息周流，運氣者，開壅塞也，其色黃者，濕熱故也（七情內傷至濕熱故也一段：原為手寫的，異於刻字，顯為日人學者予以按語所加）。

● 絞丹田　治肚腹疼痛：

亦能養精。以身端坐，兩手抱臍下，行功運氣四十九口。夫腹痛者，寒氣客於脾胃而痛者；有宿疾而痛者；有濕熱疼者；有氣不順而虛痛者；有死血而痛者；有蟲痛者；總而通則不痛，疼則不通。若氣血流通，則痛自除矣。抱膝下行功運氣者，向鬱導氣而已（夫腹痛者至導氣而已一段：原為手寫的，異

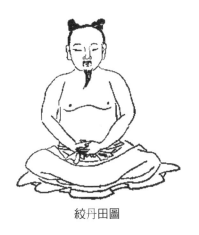 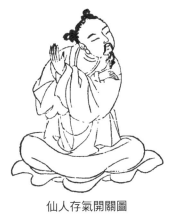

絞丹田圖　　　　　　仙人存氣開關圖

於刻字，顯為日人學者予以按語所加）。

● 仙人存氣開關　治肚腹虛飽：

用兩手抱肩，以目左視，運氣一十二口。肚腹虛飽者，因私慾、飲食不節，致傷脾胃，元氣不足，不能運化土，腹中不和，不知穀味，故也。脾傷則不能生血，故血虛。發熱則氣散，血耗而無力，或時飽悶，或時易饑，不思飲食。脾既病，則胃不能行津液，亦從而病焉。治法當補中益氣為本。夫運氣者，所以補氣也。抱肩目左視者，脾在右，使運之氣直達脾胃之中也（肚腹虛飽者至脾胃之中也一段：原為手寫的，異於刻字，顯為日人學者予以按語所加）。

● 仙人指路　治左癱右瘓：

以手左指，右視運氣二十四口；以手右指，左視運氣二十四口。

中風有氣血之分，陰血虛，而賊風襲之，左半身不遂。氣虛而賊風襲之，則右半身不遂。氣血俱虛而

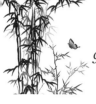

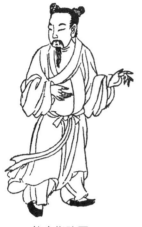

仙人指路圖

中者，左右手足皆不遂。中腑者，為在表，多四肢拘急不仁，宜疏風。中臟者，多滯九竅，為在裡，宜通氣微下。中經絡者，則口眼喎斜，為在中，宜和氣血調榮。以手左指右視者，所以調榮四肢氣血也。運氣者，疏風下氣，開竅之故也（中風有氣血之分至開竅之故也一段：原為手寫的，異於刻字，顯為日人學者予以按語所加）。

● **九九登天　治絞腸痧痛不可堪：**

以身端坐，用兩手攀膝，兩足左右登拔九數，運氣二十四口。

● **周天火候　治血氣衰敗：**

先以兩手擦目，用手主定兩脅，行息上升，運氣一十二口。

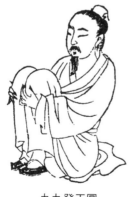

九九登天圖

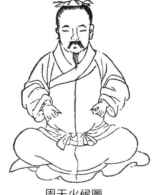

周天火候圖

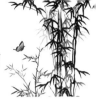

● 呂祖散精法

　治精脈不存：

　坐舒兩腿，手扳
左腳心施功運氣，左
三口，右三口，故為
散而不走。

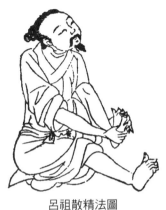

呂祖散精法圖

● 呂祖散運息氣（原作精，據《秘要》本改）

　專主止夜夢遺精：

坐舒兩腳，用兩手扳腳心，行功運氣九口。

● 龍撥爪　治遍身疼痛：

以身坐直，舒兩腳，兩手握拳，連身向前，運氣一
十二口。

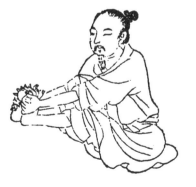

呂祖散運息氣圖

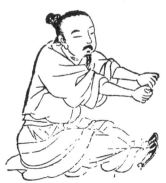

龍撥爪圖

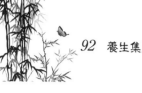
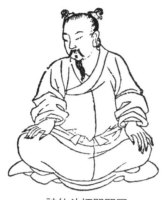

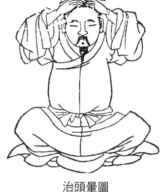

神仙斗柄開關圖　　　　　　治頭暈圖

● 神仙斗柄開關　治一切雜病：

以身端坐，兩手按膝，左右扭身，運氣一十四口。

● 治頭暈（前三字，原脫，據文義補）：

兩手抱頭，端坐行功，運氣一十七口。

● 鳴天鼓　治眩暈：

咬牙閉氣，用兩手按耳後，彈天鼓三十六指，叩齒
三十六通。

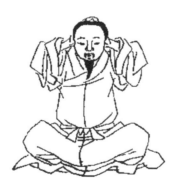

鳴天鼓圖

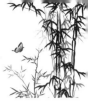

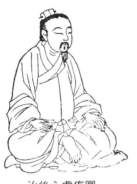

治後心虛疼圖

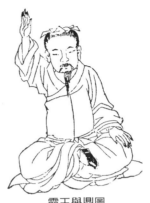

霸王舉鼎圖

● 治後心虛疼（前五字，原脫，據文義補）：

坐，按兩膝，用意在心，左視右提，運氣一十二
口；右視左提，亦運氣一十二口。

● 霸王舉鼎　治肚內一切雜病：

以身端坐，用左手按膝，右手舉起，運一十二口。
右手亦然。

● 虎施威　治赤
　　白痢疾：

　用托佈勢行功，
向左運氣九口；轉身
向右運氣九口。

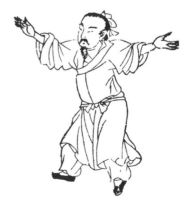

虎施威圖

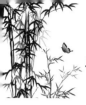

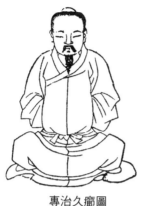

專治久癰圖

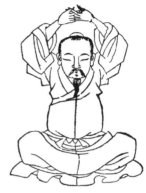

托天塔圖

● **專治久癰**（前四字，原脫，據文義補）：

以身端坐，用兩手摩兩脅病患處，行功，運氣三十二口。

● **托天塔　治肚腹虛腫**：

以身端坐，兩手托天，運氣，上九口，下九口。

● **烏龍探爪　治腰腿疼痛**：

坐舒兩腳，兩手向前與足齊，來往行功，運氣一十九口。

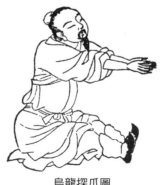

烏龍探爪圖

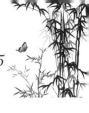

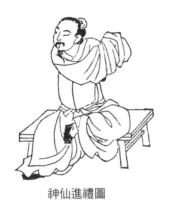

神仙進禮圖

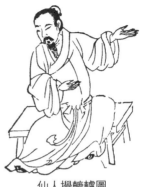

仙人攪轆轤圖

● 神仙進禮　治癱瘓：

以身高坐，左腳彎圈，右腳斜舒，兩手左舉右視，
運氣二十四口。右亦如之。

● 仙人攪轆轤　治背膊疼痛：

以身高坐，左腿彎，右腿舒；左手舉，右手摩腹，
行功運氣一十二口。

● 治胸膈膨悶：

以左手向左，右亦
隨之，頭向右扭；右手
向右，左亦隨之，頭向
左扭，運氣，左九口，
右九口。

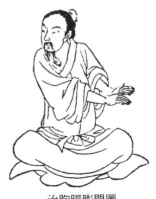

治胸膈膨悶圖

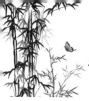

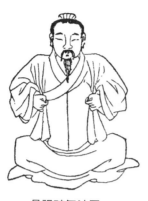

呂祖破氣法圖

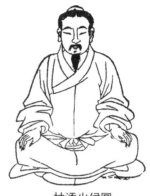

抽添火候圖

● **呂祖破氣法　治疲症：**

用兩拳主兩肋，與心齊，用力，存想，行功，運氣，左二十四口。右亦如之。

● **抽添火候　調理血脈：**

上治三焦不和，眼目昏花虛弱。以身端坐，先用手擦熱，抹腳心；手按兩膝端坐，開口，呵氣九口。

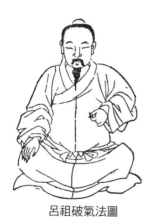

呂祖破氣法圖

●**呂祖破氣法　專治久癰：**

以身端坐，左拳主左肋，右手按右膝，專心存想，運氣於病處，左六口，右六口。

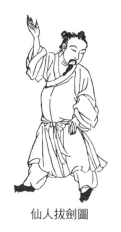

仙人拔劍圖

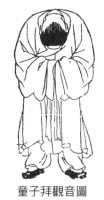

童子拜觀音圖

● **仙人拔劍　治一切心疼：**

丁字步立，右手揚起，扭身左視，左手於後，運氣九口；轉身轉手同前。

● **童子拜觀音　治前後心疼：**

八字立定，低頭於胸前，兩手抄腹下，用功，行氣一十七口。

● **暖丹田　治小腸虛冷疼：**

端坐，揉丹田，行功，運氣四十九口。

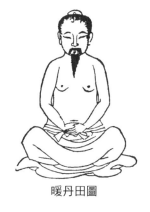

暖丹田圖

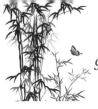

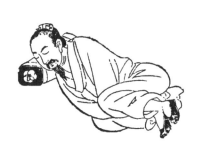

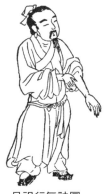

陳摶睡功圖　　　　　　呂祖行氣訣圖

● 陳摶睡功　治四時傷寒：

側臥屈膝，以手擦熱，抱陰及囊，運氣二十四口。

● 呂祖行氣訣　治背膊疼痛：

立住，左手舒，右手捏膊肚，運氣二十二口。右手
亦然。

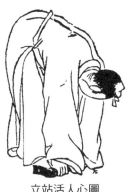

●立站活人心　治腰疼：

　立住，鞠躬，低頭，
手與腳尖齊，運氣二十四
口。一名烏龍擺尾。

立站活人心圖

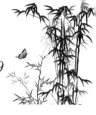

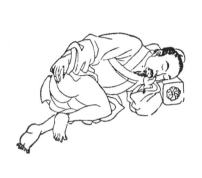

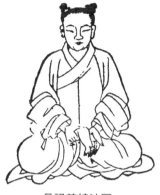

降牛捉月圖　　　　　　　　呂祖養精法圖

● **降牛捉月　收精法：**

其法當精欲走之時，以左手指掩右鼻孔，右手以尾閭穴截住精道，運氣六口，而精自回矣。

● **呂祖養精法：**

以身端坐，用手擦腳心，運氣二十四口。右腳亦然。

● **搖天柱　治頭疼及諸風與血脈不通：**

兩手按膝，向左扭頭扭背，運氣一十二口。右亦然。

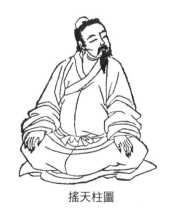

搖天柱圖

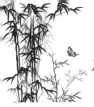

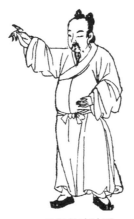

呂祖救疾法圖

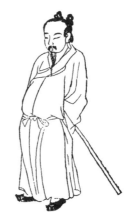

神仙靠拐圖

●呂祖救疾法　治氣脈不通：

立，用功，如左邊氣脈不通，左手行功，意在左邊，舉左手運氣。右邊亦然（原呂祖救疾法，在《錦身機要》卷下，屬錯簡，與文義不符，移置此書）。

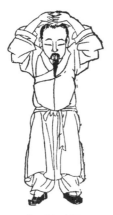

金剛搗碓圖

●神仙靠拐　治腰背疼：

端立，以手拄拐頂腰，左右運轉氣一十八口，一氣運三遍，用膝拂地擺。

●金剛搗碓　治肚腹膨脹：

遍身疼痛。以身立住，用兩手托天，腳跟向地，緊撮穀道，運氣九口。

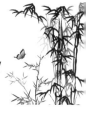

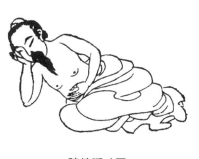

陳摶睡功圖

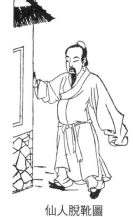

仙人脫靴圖

● 陳摶睡功　治色勞：

側臥，頭枕右手，左手在腹，上下往來擦摩；右腿在下微蜷，左腿壓右腿在下，存想調息，習睡，收氣三十二口在腹；如此運氣一十二口，久而行之，病自痊矣。

● 仙人脫靴　治腰疼：

立住，用右手扶牆，左手下垂，右腳登舒，運氣一十八口。左右亦同。

● 童子拜觀音：

坐定，舒兩腳，兩手按兩大腿根，用意存想，運氣一十二口。

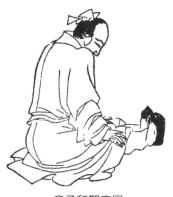

童子拜觀音圖

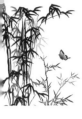

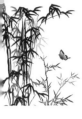

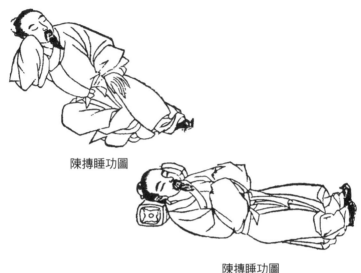

陳摶睡功圖

陳摶睡功圖

● **陳摶睡功　治夢泄精：**
仰臥，右手枕頭，左手用功，左腿直舒，右腿蜷，存想，運氣二十四口。

● **陳摶睡功　治五穀不消：**
仰面直臥，兩手在胸，併肚腹上，往來行功，翻江攪海，運氣六口。

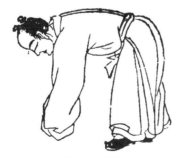

治腰腿痛圖

● **治腰腿痛：**
立住，兩手握拳，如鞠躬，勢到地，沉沉起身，雙臂下垂，閉口鼻，內微微放氣三四口。

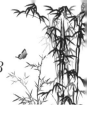

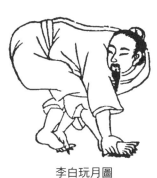

李白玩月圖

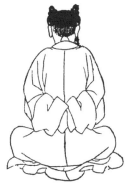

治腎堂虛冷腰腿疼圖

● 李白玩月　治血脈不攻：

立，用打蛇勢，手腳俱要交叉左右，行功行氣一十二口。右亦如之。

● 治腎堂虛冷腰腿疼：

端坐，兩手擦熱，向背後摩精門，運氣二十四口。

● 霸王散法　治遍
　　身拘束疼痛：

時氣傷寒，立住，左腳向前，握兩拳，運氣一十二口。右腳亦然。

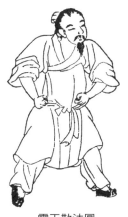

霸王散法圖

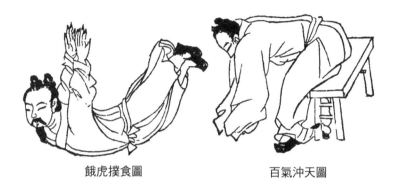

餓虎撲食圖　　　　　百氣沖天圖

● **餓虎撲食　治絞腸痧：**

以肚腹著地，兩手向後往上舉，兩腳亦往上舉，運氣十口（前十七字缺損，據《秘要》本補）。

● **百氣沖天　治遍身疼痛：**

高坐，腿舒，立，行搭弓勢，運氣一十二口。

●**任脈：**

此脈通，百病消除。以身端坐，兩手拿胸傍二穴，如此九次，運氣九口。

此二穴，蓋足少陰腎經之俞府穴也，能治咳逆上氣，或足陽明胃經之氣戶穴也，亦能治咳逆上氣。

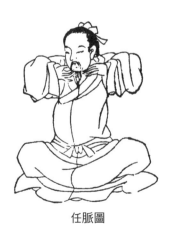

任脈圖

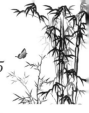

俞府穴：在巨骨下，夾任脈之璇璣旁二寸陷中，仰
而取之，刺三分，灸五壯。

璇璣穴：在天突穴下一寸陷中，仰而取之，刺三
分，灸五壯。

氣戶穴：在巨骨下，夾俞府兩旁各二寸，去中行四
寸陷中，仰而取之。刺三分，灸三壯，主治喘急不得
息，飲食不知味。

天突穴：在結喉下三寸，宛之中陰維，任脈之會，
低頭取之（此二穴至低頭取之一段：原為手寫的，異於
刻字，顯為後人按語所加）。

● 雙手拿風雷　專治混腦痧及頭風疼不止者：
以兩手抱耳，連後腦，運氣一十二口，行十二次。

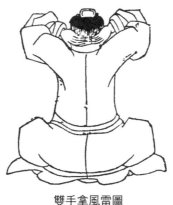

雙手拿風雷圖

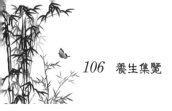

《修真秘要》後跋

嘗聞包犧氏之王天下也,畫八卦以斷吉凶;神農氏之王天下也,嘗百草以療疾病。至於軒黃諮於岐伯、雷公,臣用著醫術,傳之後世,無非所以全民命而厚民生也。但人之疾病,起於不常,地之相去,亦有遠近,且如都邑城市,以疾求醫,固云而矣。則夫山林澤藪,遐陬僻壤之地,素無攻醫之方,又無針砭之具,一旦疾生,莫知所措,其不至於凶夭短折者幾希。此《修真秘要》之書所以為可錄也。是書一行,則凡具眠目者,採而行之,不必求之盧扁制方劑,而吾身之沉屙可瘳矣。嗚呼,宜哉!

正德十年乙亥三月朔旦雲崖道人跋

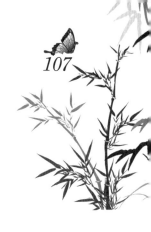

卷三

《錦身機要》敘

《錦身機要》之書，乃採真機之梯航也。昔漢之正陽翁，傳於唐之希賢鄧先生相繼，不遇至人，則不傳也。稽之，自古及今，學道之士，知採真而不知錦身有焉，知錦身而不知採真有焉。二者兼修者，幾何仁哉！其毗陵混沌子❶，慕道精誠，存心懇切，是以希賢先生以金丹口訣，作為《採真機要》以授之，猶慮乎不知《錦身機要》，則煉己之功不可得也，故又以錦身之事，作為絕句三十六首，以按三十六氣候，次之三卷，上之十二首以錦其龍，中之十二首以錦其虎，下之十二首以錦其龍虎交媾之要，以授之所以採真煉己之功，預集授真之道。既授而復請予以為注。予固辭之不得，未免妄僭就罪，於每章之下釋以直指，以成其書矣。其築基之法，養性之方，龍虎爭馳，內外交練，無不備焉，無不行之，無不知之。知之分明，行之純熟。以為採真機要之梯航者，信乎其為《採真機要》之梯航也。有《採真機要》之書，其可無《錦身機要》之書乎？毗陵魯志❷剛敘。

❶混沌子：明代道家人，姓氏未詳。著《錦身機要》《錦身機要指源篇》各一卷。

❷志：原作「至」，據《平陽府所刊醫書六種》改。

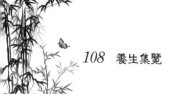

《錦身機要》卷之上

● 踏地龍：

兩手牢拿兩肘中，腳頭著地腳跟（跟，原作「根」，據文義改）舂，

力行三八潮皆落，大地山河一瀉空。

志剛曰：以兩手拿兩肘者，所以斂其筋骨也。以腳跟舂地者，所以降其氣血也。蓋筋骨斂則身中氣血不妄行也。氣血既降而不妄動，庶可施也。

● 擺尾龍：

擺尾須令左右如，膝頭向處莫容虛，

力行三八舒筋骨，筋骨能舒動尾閭。

志剛曰：以腰扭向左而實左膝，所以左之筋骨舒也。扭向右而實右膝，所以右之筋骨舒也。左右力行之者，所以動尾閭之筋骨也。

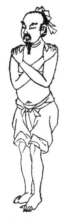

踏地龍圖

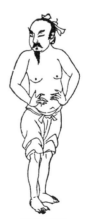

擺尾龍圖

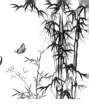

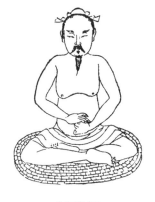

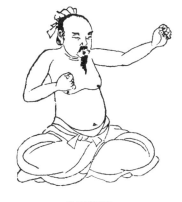

摩頂龍圖　　　　　　　　旋風龍圖

● 摩頂龍：

左手拿龍做什麼，卻將右手頂中摩，

前輕後重無多少，但使心酸沒奈何。

志剛曰：以左手拿龍之頸，以右手摩龍之頂。前輕者，無其畏也；後重者，使其頑也；無多少者，心酸方止。然既止而復摩，使其頑劣無知，見虎不懼也。

● 旋風龍：

左拳陽左右陰隨，右亦如之左也回，

俯首力行因甚事，毋令遍體骨筋衰。

志剛曰：以左拳向左而右拳隨之，以右拳向右而左拳隨之。俯首力行為什麼來？無非所以動身之筋骨，使其氣血周流，毋令衰敗也。

● 交足龍：

兩足當胸兀坐間，手叉抱膝膝撐彎，

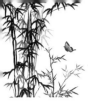

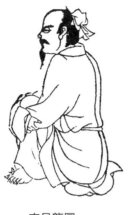

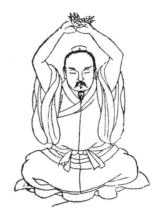

交足龍圖　　　　　　　　　撞關龍圖

左來右去俱三八，夾脊雙關透上關。

志剛曰：身坐虛則蟠其膝，交其胸，手叉實則抱其膝，撐於兩肘，然後以左肩向前，右肩向後。左右如之，則夾脊雙關可以透過矣。

● 撞關龍：

叉手擎天著力齊，身躬氣撞頂門追，

力行三八泥丸透，透得泥丸笛可吹。

志剛曰：兩手擎天而力撞，以一身就鞠而氣衝，衝則泥丸透，透則笛可吹，笛既吹則泥丸自然有風生之驗也。

● 閉息龍：

閉息功（功，原作「工」字，據文義改）夫不可無，不能閉息盡成誣，

若行九九功純熟，此是修行大丈夫。

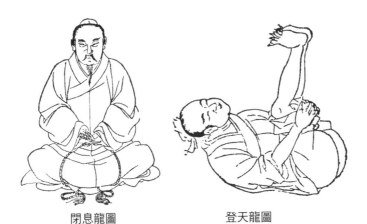

閉息龍圖　　　　　登天龍圖

志剛曰：「閉息功夫不可無」者，苟不能閉息，雖能別改功夫，皆為誣妄矣。若能行之純熟，可謂能修行第一件真難事也，豈不為大丈夫乎。

● 登天龍：

將身臥地把心閑，以膝齊胸用手扳，

一築一登連九九，自然轉過尾閭關。

志剛曰：身臥地而心無妄也。兩手扳膝齊胸，用登扳之數轉過尾閭之關，未有不登扳而尾閭之關能轉者也。

● 升騰龍：

忍便吸鼻手叉腰，

蟠膝垂唇舌抵橋，

九九三三重用力，

雙關夾脊湧如潮。

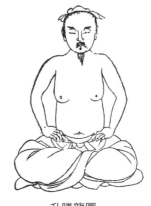

升騰龍圖

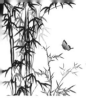
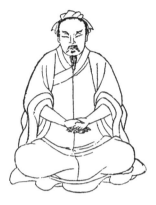

取水龍圖

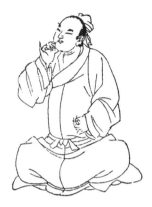

降丹龍圖

志剛曰：不忍便則有降而無升，不吸鼻則有塞而無通，不以唇垂則夾脊之筋不舒，不以舌抵橋則玉枕之關難過。遍身著力，則黃河之水逆上如潮矣。

● **取水龍：**

夾脊雙關路已通，鼻中吸氣水隨龍，

龍吞香水升騰後，效驗馨香到口中。

志剛曰：龍降池而取水，水隨龍而升天，全憑鼻吸之功，以致通玄之妙。馨香既到，始合鉛汞，效驗能通，方宜下手。

● **降丹龍：**

既濟泥丸頂上來，卻將蔥管鼻中栽，

喉中吸涕頻催墜，頃刻無為自降腮。

志剛曰：栽蔥入鼻，開孔竅之不通，吸涕喉中，使靈丹之不脫。無為自降，恐吸重而傷丹，有作相吞，莫咽轉而失所。先師此詩，但言無自降，不言有相吞者，自然孔竅中行故也。

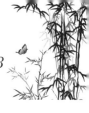

● 拍火龍：

巍然靜坐意須存，兩手更相拍囟門，

一百數周安氣血，遍身涼冷爽如神。

志剛曰：不靜坐則意不存，不拍頂則火不降，故於身體勞動之後，氣血甚盛之時，須默然存意，更拍頂門，使火降而氣血安，則無妄行之患矣。

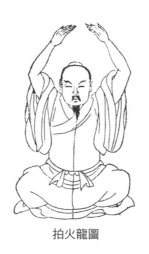

拍火龍圖

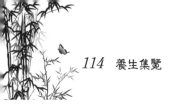

《錦身機要》卷之中

● 躍山虎：

立在南山躍北山，兩山往復莫令閑，

力行三八山門群，好使青龍接虎顏。

志剛曰：人不躍山則山門不闢，龍不接虎而虎體不來也。然龍雖欲接虎尾，奈何山門不闢，入頭不得。欲闢其門，必賴往來，則自然振動也。

● 出洞虎：

先把身如四足形，前伸後屈力而行，

後伸前屈依前法，三八工夫各等停。

志剛曰：以手為足，故曰：「先把身如四足形」。

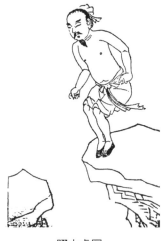
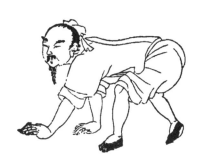

躍山虎圖　　　　　　　出洞虎圖

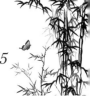

前伸後屈者，以身坐定，伸手著地也。後伸前屈者，以身向前，伸其足也。前後如之，若虎出洞之狀，則筋骨舒暢，臟腑安，血脈調也。

● 飛虹虎：

直伸兩手悉飛虹，轉向西來也一同，

左右力行三八數，自然舒暢美心胸。

志剛曰：以兩手飛向左而轉右飛，如長虹之狀，則筋骨安舒，心胸美暢，而疾病何由生哉（原本脫「飛虹虎圖」，據平陽府醫書六種刊本補）。

● 舒筋虎：

形體須令四足然，左前右後直如弦，

右前左後仍如此，筋骨安舒疾病痊。

志剛曰：前左足後右足，後左足前右足，直舒如弓弦之狀。數周二十四次，則筋骨安舒而疾病遠矣（原本脫「舒筋虎圖」，據平陽府醫書六種刊本補）。

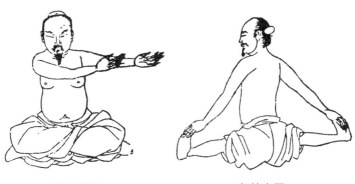

飛虹虎圖　　　　　　　舒筋虎圖

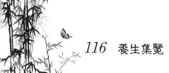

● 懸樑虎：

手把懸樑著力伸，仍令左右各分明，

一升一降周三八，疾病蠲除氣血行。

志剛曰：兩手把懸樑，將身著力懸起，一力起於樑左，一力起於樑右，須以肩至樑。如是行之則氣血和暢，四肢舒泰，五臟安逸，而疾病蠲除矣。

● 鼎峙虎：

蟠膝仍令兩手撐，肩前肩後力如爭，

頭昂背直行三八，擺此形骸理大經。

志剛曰：蟠膝而坐為一足，兩手而撐共三足，故曰鼎峙。然後昂其頭，以左右肩如相爭之狀，擺其形骸，則經調氣順，百病皆除。鼎峙之功，其大如此。

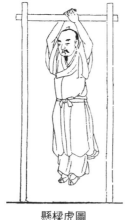

懸樑虎圖

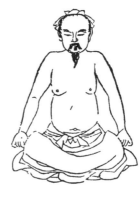

鼎峙虎圖

● 獨立虎：

曲令一足在其髖，兩手舒如舉重酸，

左右力行三八就，自然遍體骨筋安。

志剛曰：曲一足在髖者，以一足曲於股間也。舒兩手如舉重者，以兩手如提物也。左右如之，遍身調暢，疾病可除也。

● 翻身虎：

翻首翻身把腳飛，去將雙手去扶持，

速行三八骨筋活，免使闔門有倦疲。

志剛曰：以頭著地，以腳飛過，兩手著頭兩旁，使不歪也。如此行之，則筋骨豈有不活，氣血豈有不調暢乎？

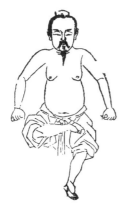

獨立虎圖

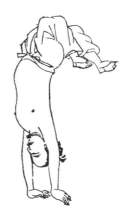

翻身虎圖

● 反躬虎：

反手巴肩務到家，力巴不著處偏巴，

昂頭蟠膝功當九，九九行持效可誇。

志剛曰：蟠膝昂頭，身先坐定，反手巴肩，巴不著處愈巴之，自然胸膈寬舒，氣血調暢。這意思誰肯安排？如數行之，方知效驗。

● 納泉虎：

心火那堪盛上升，一身氣血妄流行，

聚精咽納惟三八，火降神安五臟寧。

志剛曰：錦身之後，心火上升，氣血妄動，故先師作此詩，納精明之引納泉之妙，旨以降心火以安神也。神安火降，五臟寧矣。

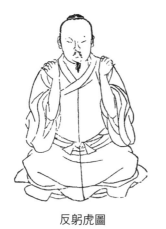

反躬虎圖

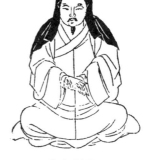

納泉虎圖

● 桃花虎：

挺身蟠膝手來呵，呵十呵兮更十搓，

面上力摩令火熱，自然皺少與紅多。

志剛曰：十搓十呵，欲待如何，晨昏摩面，皺少紅

多。

● 安神虎：

無為斂足謂安神，神既能安體自淳，

萬里坦然皆莫顧，一心惟守滿園春。

志剛曰：無為靜坐，乃安神也。神既安體必淳樸，

惟守一，不幹事也。但見滿月春光，一身和氣耳。

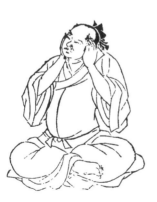

桃花虎圖

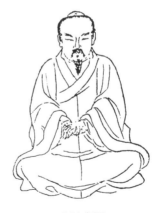

安神虎圖

《錦身機要》卷之下

● 虎吹龍笛：

笛無孔竅不須橫，就便輕吹氣自通，

直使個中一二物，泥丸頂上覺生風。

志剛曰：笛不吹氣不入，氣不入路不通，路不通丹不行。自吹不得，故令彼吹，使氣入路通而丹行也，方可煉之。覺囟門氣透，泥丸風生，此吹笛之驗矣。

● 龍鼓虎琴：

貼胸交股動渠心，輔翼勾肩興趣臨，

此是鼓琴真妙訣，不須徽指發清音。

志剛曰：貼胸交股，惹他心情，輔翼勾肩，動他興趣。心情發則清音至，興趣動則妙理來。所謂無弦琴，到底清音何自中？但得琴中趣，何勞弦上音。

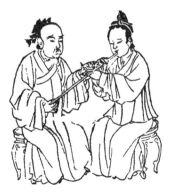

虎吹龍笛圖

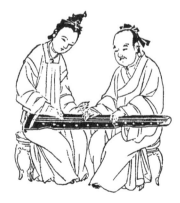

龍鼓虎琴圖

● 龍虎交加：

龍先擒虎虎擒龍，龍虎交加興趣濃，

卻用口傳心授法，口傳心授要勤功。

志剛曰：此安爐立鼎之象也。他以兩翼而擒我，我以兩翼擒他。所謂兩翼，七竅輔翼人也。是詩雖不出先師之意，觀其交加之字，乃安爐立鼎之道也，又非上章可比。口傳心授，詳見下章。

● 龍虎傳授：

口訣還須口口傳，只因口訣路通玄，

既知火發靈光透，顯出青龍惹妙鉛。

志剛曰：人之一身以心為主，小腸與舌又專主乎心，故知舌舐舌則心火盛，心火盛則小腸盛，小腸盛則知先天真鉛將至矣。真鉛既至，此口傳心授之妙訣驗矣（注：龍虎交加圖與龍虎傳授圖一樣，他本也相同，存疑）。

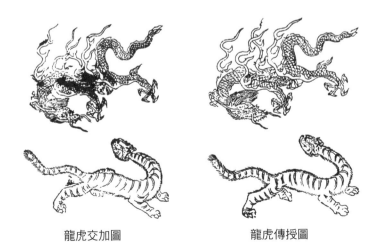

龍虎交加圖　　　　　　龍虎傳授圖

● 獻龍招虎：

獻出青龍惹黑龜，光華閃爍透簾帷，

若非獻出青龍首，怎得天門發地雷。

　　志剛曰：天門者，西北也；地雷者，復卦也。一陽生於西北，便宜獻出青龍引惹黑龜，所謂「一陽初動中宵，漏汞溫溫鉛，鼎光透簾帷」之意也。

● 地龍天虎：

獻龍招虎總相連，此際須當地作天，

欲得倒顛玄妙理，真機乃向舌頭邊。

　　志剛曰：獻龍招虎，皆牽惹之方。顛倒倒顛，乃希求之法。欲希真火龍頭上，仍覓真機虎舌邊。

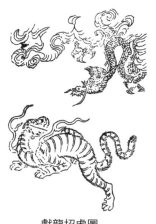

獻龍招虎圖

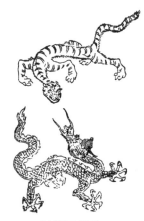

地龍天虎圖

● 虎動龍迎：

仍從口訣討清音，地上於天試舌心，

變火作冰宜下手，龍居虎窟虎來尋。

志剛曰：舌如火則潮動，舌如冰則陽生。此穴之功，其重於此。

● 龍居虎窟：

龍居虎穴世情同，此際應當下死工，

顛倒作為令彼動，須臾一滴過吾東。

志剛曰：龍入虎門，虎為龍主，世之所同；虎為龍主，龍作虎賓，道之所向。使得死心塌地，由他活子周天，若非這樣工夫，怎得那般造化。

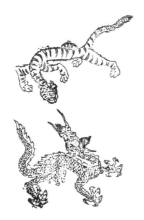 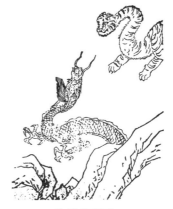

虎動龍迎圖　　　　　　　　龍居虎窟圖

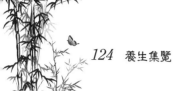

● 龍問虎信：

彼既情濃我不知，言言透露候其時，

低頭閉目真鉛至，倏地飛來似火馳。

志剛曰：他快樂，我不知，我問他，他方說。彼若低頭目閉，我直吸鼻通玄。這樣工夫誰知誰識？此般效驗如火如珠！

● 虎躍龍潭：

西方白虎接青龍，孰料東方道路通，

一吸盡令歸北海，看來只此是奇功。

志剛曰：虎接青龍，龍反接虎，先將脊後通其路，更徑鼻中吸那鉛。即知火珠而來，便用登扳之錦。未蒙師旨，安敢胡為？既得師傳，無不應也。

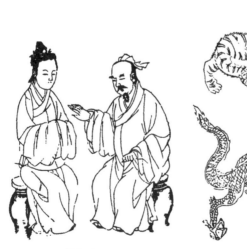

龍問虎信圖

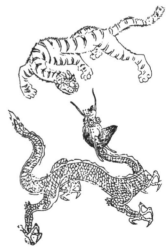

虎躍龍潭圖

● 虎至龍鄉：

東方西倒即登扳，若不登扳復舉足，

果使一時功足備，自然轉過尾閭彎。

志剛曰：這樣功夫，詳於龍錦，至此而又發明者，可是前之所言，皆煉己之功，其實用卻在於此。若不如此，焉得周轉一身而致吞服之妙。學道之士，逢師口訣，切宜仔細安排（注：原虎至龍鄉圖，在中卷首頁，據文義移至下卷）。

● 三虎朝龍：

三虎朝龍澆灌功，常將二虎作屯蒙，

屯蒙兩卦將朝暮，一虎須防月月紅。

志剛曰：三虎者，即鼎分三足也。朝用這個，暮用那個，待那個月桂花開卻用也。乃始於屯蒙，終於既濟，十月火足，六百卦終也。

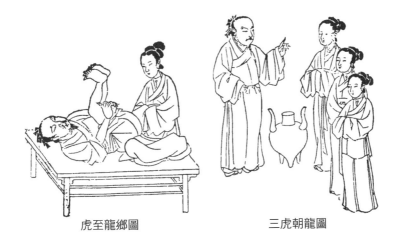

虎至龍鄉圖　　　　　　三虎朝龍圖

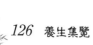

一者上山採藥；二者臥地登天（二九數）；三者坎宮叉手（叉腰）；四者定自心神（先坐定）；五者還丹擊鼓（叩齒三十六）；六者灌頂除火（拍頂門一百數）；七者朝天見聖（反手朝天，九九數）；八者搖動山川（兩手挽頭，搖九九數）；九者垂腰足步（腳登三九數）；十者任從離合（聽其自熱）。

訣曰：

其法於甲子日，甲子時下功，

子前午後共行三次，進則吸，退則吹。

大道修真捷要選仙指源篇

　　夫修煉金液大還丹者，參悟大道，見性明心，萬緣頓息，方可修行，若有絲毫片響即不是也。若修行之人不悟大道金丹之要，迷失真性，坐守頑空，任意多般，有咽月吞霞、河車搬運、以火燒臍、吞津運氣、按摩導引、閉眼搖精、盲修瞎煉、終為下鬼，行多傍門小法，用盡精機，四大分散，只是精靈下鬼，不能入聖超凡。若修正法者，參悟大道，不必多求，一得永得，一悟寸絲不掛。

　　《內外貞》曰：「實證實悟，性命雙全，方可下手修煉真性真命。」

　　呂祖師云：「只修煉丹不悟性，此是修行第一病，只悟祖性不修丹，萬劫陰靈難入聖。」

　　性命者，陰陽之祖，天地之根。人之一身得天地之中，是萬神朝禮之宮，左為性，右為命，是人一身之主宰，便是真根蒂也。

　　夫性者是丹，丹者是神，神者是道，道者是心，心者即性也，非人之身中坎離肉心也。此心與天地同生，日月並長，陰陽未有，此心先有，是父母未生以前虛無之心也，從今至古未曾有增有壞，與原始同其年，老君齊其壽，亙古至今，朗耀虛空無邊際，不沾南北與西東，金丹一粒大如黍米，輝輝獨露燦燦光明。

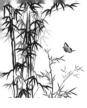

《度人經》云：「元始懸一寶珠，大如黍米，在空懸之中，去地五丈。」即此意也。在先天之心者，謂之性。萬體一珠，無欠無餘，行如掣電，坐若太虛，杳杳冥冥，清清朗朗，是一靈真性，發之不毀，散之不滅，無中有象，此乃是先天之神也，一合意生，落於母腹胎中，體如嬰兒，為之心也。

性命相連，不能出戶，九月胎全，十月氣足，子母分離，各自乾坤，以為氣質之性，是謂全體。散滿六合，一體萬殊，日累月長，六情相連，眼觀心動，耳聽神移，此為耗散不全之體，故要修煉。修煉者，性命，乃太極在黃庭之中是也。

夫命者，氣之精也。嬰兒初在母腹中，其臍與母氣相連，母呼亦呼，母吸亦吸，氣足降生，剪斷臍帶，然後各自呼吸。而受父母一點元氣，落於下丹田中，寄體於腎下。

丹田者，前對臍，後對腎，居兩腎中間，其形若連環，廣一寸二分，應天地十二月，應日中十二時，應四時八節，應二十四氣，應周天三百六十五度數四分度之一。周圍八竅，應八卦。二竅，應乾坤，上通泥丸，下透湧泉底穴，竅通震兌六卦，以通六腑。中間一竅，第一神室統領萬神都會之府，萬神萬氣萬精總聚於此竅，是人身之主宰，即真命也。

呼吸津液，流通於此處，又名爐灶。每日進工煆煉，內想不出，外想不入，萬緣放下，更時時刻刻照顧保養神氣，補滿三田一氣足，方可坐關修煉陽神是也。

可不慎歟？

　　夫修煉金丹者，抱元守一，修煉神丹。守一者，只守下丹田玄關一竅，此是爐灶，又名萬神都會府。每日行功存想，只在下丹田。諸氣歸根此處，煅煉綿綿不絕，時時守一，保養純陽浩然之氣，補足三田一身氣足，方可坐三靜關而修煉神丹耳。

　　夫金丹者，乃人之身中一點，真陽是也。與天地同出，日月並明，散則成氣，聚則成丹。此乃大道，學人當自悟焉。

　　凡修煉全真者，須明性命，大徹大悟，無所不通。若不得真火煅煉，造化不成片段，終為下鬼。要坐三靜關，不坐者，三百日工夫不成，陽神不現。實要坐三靜關。若坐三靜關者，僻靜去處，不聽雞犬之聲，斷絕是非忘思，息念一靈真性，不去不來，只存想心中黑氣下降，落於爐鼎，此是添汞也。

　　次好腎中紅氣上升於爐鼎之內，萬氣歸爐，真火煅煉，滿爐紅氣，氣中自有精、氣、神三者混合，此是金丹也。火候不差，一心內守，綿綿不絕，三萬六千刻之工夫，時時守鼎爐修煉。除修補外十個月胎圓，陽神自現，正要保養胎嬰兒，蒼老方可出戶，不可遠離，步步要小心，自有證驗。

　　● 歸空口訣：

　　凡人臨命終之時，四大分散，何處安身立命？先要每日功夫，臨命純熟放下萬緣，絲毫不掛一心內守。若神離凡殼之時，從泥丸宮太極天門出，不可離了此宮。

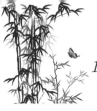

若離了即墜幽冥，無真心，無真相。若有絲毫念起，見諸色相者，不可起念頭，正要澄心定意，堅守念頭，不得分毫有趨向，無去無來，湛然圓滿，如香煙而起，直至太空白雲深處，撥不開，吹不散，一靈真性，觀萬里如在目前，此乃真空也。行如掣電，坐若太虛，日月為鄰，諸星為友，火不能燒，水不能溺，任意縱橫，去來無礙，獨露真空，便是安身超凡也。萬劫長存，切不可思親念友，但起一念，能墮落人間，意入胞胎，萬劫難出，是為下鬼，慎哉！

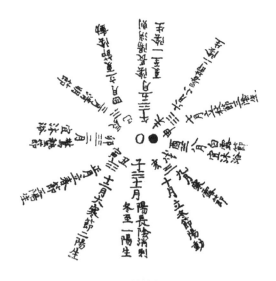

天地總圖

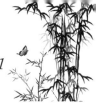

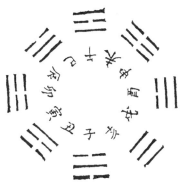

日用火候真訣之圖　　　　四時符火陰陽交媾之圖

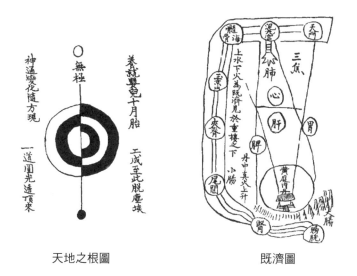

天地之根圖　　　　　　既濟圖

　　凡既濟，一次一粒，如金粟大，遂入黃庭，每粒出
金光一道。

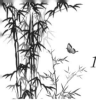

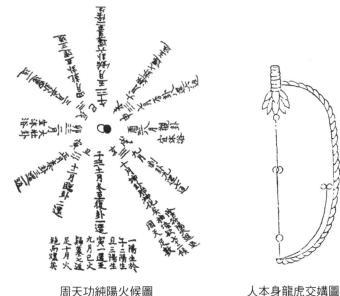

周天功純陽火候圖　　　　　人本身龍虎交媾圖

　　周天三百六十五度，九還七返，金液大還丹，立功
純陽火候圖。

　　人本身龍虎交媾，產金鼎，抽添進退之圖。　此天
地大道備矣，不可輕泄，輕泄者殃及九祖，秘之。

● 金液還丹捷徑：

　　金液還丹者，神與氣精，一夫一婦為之道。執著無
為，妄行有作。只可入定出神，不得反被落陰敗體。執
著有者，行有為之正術先天真一之氣，以奪其命，鼎分
三足，缺一不可。朝用這個，待其月桂花開，卻用那個
是也。人之一身，豈無真鉛、真汞？只在坎離中尋。離
中生鉛，坎中生汞。又曰：龍來尋白虎，虎白覓青龍。
其餘草木鉛汞，交梨火棗，坤牛乾馬，皆是假名金丹大

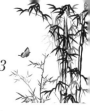

藥，久煉築基，汞後授鉛。鉛者，陽精也。汞者，陰精也。澆灌十月休離鼎，溫養三年不用爐。十月火終，六百卦足，提得陽精，過我身來，近便處運一點陰汞，以迎之配合真鉛，日日可築成矣。

《金剛經》曰：得夫堅固是也。方可入聖超凡。安排用運，交媾收擒，務心誠意處採取，無令失所，人人經至，為有晦朔。此般至寶，家家有之，三日晦，四日朔，便要問明。明者經行時是也，卻用那個。午進陰符，切忌吾家五漏，子行陽火，仍防彼家三傷。甘津滿口勤吞嚥，採在弦前，扳體望後，後休扳勿用。征扳者行動，在九淺一深八十一數運動。用霔、霢、霹、霙、霈此五字訣說，下手真個醜，形如龜行，體似蟲爬，慢進徐退，一退一吸，進則吸，退則吹，妙在於多。惟多愈益吸之，不得開口，鼻引清氣，嘔乳汁入腦戶，使靈根不倒，此採氣之妙道也。鼻為天門，腎為命門，吸時存想赤黃二氣入靈柯，如竹筒吸水，自下而上運動。河車一轉通，若人如得赤黃二氣，便覺氣熱如火。變火作冰宜下手，龍居虎窟，虎來尋舌，如火則潮動，舌如冰則陰生，急急採之，暗裡來，明裡煉，待他氣至，至後使鼎，手從尾閭夾脊，背後往上重摩三五次，十數次運動，使有升拳，使力托天七次放下，鼻引清氣，長出一口氣止，此是一度功，任意靜坐也。若採得一度者，延壽一紀，如得十感，即年一百二十歲矣。若得先天後天之氣者，功超萬劫，如覺採得數多，其山色漸凋，可即須之慎焉。

● 祖師曰：

白玉蟾云：金丹修煉，先當究玄間一竅的在何處，腎之前，臍之後，大腸右中，回光天照，詩曰：修丹真要識玄關，識破玄機又在天，臍後腎前虛若有，分明一氣透天端。

問採藥如何下工？聚氣凝神滅心泯志，絕後再蘇，欺居不得，神安則氣聚，神是氣之子，氣是神之母，神氣相見，人得長生。

詩曰：下工採藥易非難，只要凝神向內觀，

萬類一時皆忘卻，觀中就是有多端。

問：性命如何說？

詩曰：性在泥丸命在臍，天魂地魄坎交離，

個中便是生死戶，多少修行人不知。

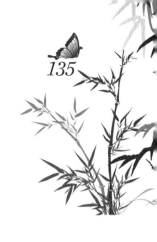

卷四

《保生心鑒》序

　　嘗聞修養始於太乙氏，而導引始於陰康氏也。太乙時，醫藥未立，乃調和氣血以保長生。而修養之法顯陰康時。民患重腿，因制舞法，以疏氣血，而導引之術名，故民皆賴以調攝，無夭傷之患。建法異而致妙同，蓋真上古保民之心法也。夫何太樸一散，歷數千世，其法寥寥未聞有得傳者，邇惟《活人新書》所刊導引八圖悉上古遺法，而為修者寶之弘❸治。乙丑秋，適見《聖賢保修通鑒》，前序古今學道之失，後書道術療病之功，深嘉契愛而亦傳之。值客歸促留少頃，得私贍其概一，或受疾輒取試之，多有驗焉，因嘗歎，是術雖非太乙陰康手書，誠保生至法也。昔手簡而未詳，微而不著，乃用參諸月令，搜古醫經，反覆研究，正訛補略，並採《活人心八法》，命善圖者，善形摹寫，計總三十二圖，纂為一帙，目之曰《保生心鑒》，俾有生者知所以保養真元，不令輕耗。保生者，知所以煉修形體，先須定志，小可卻病，而大可駐年也。所謂煉形蓄氣而養神者，或庶幾矣。豈小小補益云哉。

正德丙寅❹春五正月古南沙鐵峰居序

❶前三字：原殘缺，據汲古山房精抄本《保生心鑒》補。

❷前六字：原殘缺，據汲古山房精抄本《保生心鑒》補。

❸前五字：原殘缺，據汲古山房精抄本《保生心鑒》補。

❹正德丙寅：為西元 1506 年。

《保生心鑒》

● **修真要訣：**

凡欲修養，須擇靜室，順溫涼之宜，明燥濕之異。每夜半後生氣時，或五更睡覺，依法坐立，務先瞑目、握固、調息，後乃以次著力行功，勤而不怠，則自然身輕體健，而疾疫可卻，性命可延矣。雖然此其常法，若春得夏疾，秋得春疾，亦但按法行之，豈必待其時然後可哉。如此則固而不通，滯而不法，非善養真也。

● **引用諸法書目：**

《聖賢保修通鑒》《活人心書》《禮記月令》《素問內經》《靈樞經》《運氣論奧》《救命索》《樂道山居錄》《心印紺珠》《十四經發揮》

● **臟腑配經絡圖：**

一臟一腑相為表裡之官。肺，手太陰；大腸，

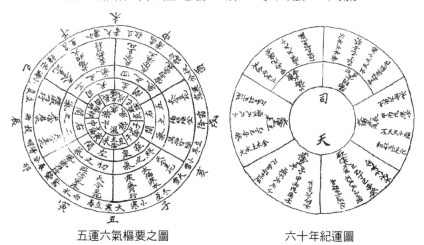

五運六氣樞要之圖　　　　　　六十年紀運圖

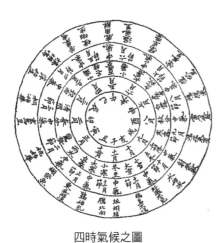

四時氣候之圖

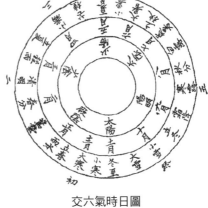

交六氣時日圖

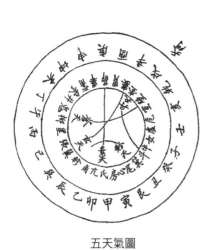

五天氣圖

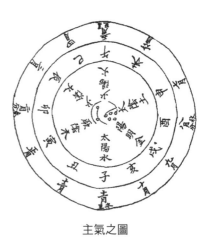

主氣之圖

手陽明；心，手少陰；
小腸，手太陽；包絡，
手厥陰；三焦，手少
陽。人身，脈運於中，
周流氣血不已。脾，足
太陰；胃，足陽明；
腎，足少陰；膀胱，足
太陽；肝，足厥陰；
膽，足少陽；一經一絡
各應陰陽之象。

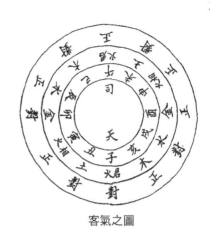

客氣之圖

● 經絡配四時圖：

寅手少陽三焦，巳手厥陰心包，春卯手陽明大腸
生，夏午手少陰心長，辰手太陽小腸，未手太陰肺。天
時十二月，人身十二經，地支十二位。手經絡應天，足
經絡應地。申足少陽膽，亥足厥陰肝，秋酉足陽明胃
殺，冬手足少陰腎藏，戌足太陽膀胱，丑足太陰脾。

● 太清二十四氣水火聚散圖序：

太清三箔，章章林林，惟主導引，不言藥石，豈其
以謂山澤之癯形骸，土木而雲笈烏有耶？非然也，藥有
真偽，性有反誤。疾縱袪而毒尚留，或乘寒暑之變，或
因飲食之反而生他疾，至於殺身者有之。是以仙道不取
藥石而貴導引。導引之上行其無病，導引之中行其未
病，導引之下行其已病，何謂也？二十四邪方襲肌膚，
方滯經絡，按摩以行之，注閉以攻之，咽納以平之，不
至於侵其榮衛而蝕其臟腑也。修身養命者，於是乎取之。

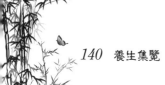

二十四氣導引圖像

● 三焦立春防治病：

立春正月節，運主厥陰初氣，月令東風解凍，蟄蟲始振，魚上冰，時配手少陽三焦相火。

【坐功】宜每日子丑時，疊手按揉，轉身拗頸，左右聳引，各三五度，叩齒，吐納，漱咽。

【治病】風氣積滯，頸項痛，耳後、肩臑痛，背痛，肘臂諸痛。

● 三焦雨水防治病：

雨水正月中，運主厥陰初氣，月令獺祭魚、鴻雁北、草木萌動，時配手少陽三焦相火。

【坐功】每日子丑時，疊手按脛，拗頸轉身，左右偏引，各三五度，叩齒，吐納，漱咽。

【治病】三焦經絡留滯邪毒，嗌乾，及腫嗌、喉痹、耳聾、汗出、目銳眥痛諸疾。

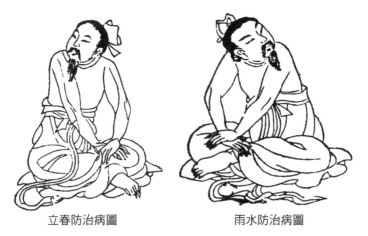

立春防治病圖　　　　雨水防治病圖

● 大腸驚蟄防治病：

驚蟄二月節，運主厥陰初氣，月令桃始華，鶬鶊鳴，鷹化為鳩，時配手陽明大腸燥金。

【坐功】每日丑寅時，握固，轉頸及肘，後向頓掣，日五六度，叩齒六六，吐納，漱咽三三。

【治病】腰脊脾胃積邪毒，目黃、口乾、鼽衄、喉痺、面腫、暴啞、頭風、牙宣、目暗羞明，鼻不聞臭、疿牙、疙瘡。

● 大腸春分防治病：

春分二月中，運主少陰二氣，月令玄鳥至，雷乃發聲始電，時配手陽明大腸燥金。

【行功】每日丑寅時，伸手回頭，左右挽引，各六七度，叩齒六六，吐納，漱咽三三。

【治病】胸臆，肩背、經絡虛勞，邪毒齒痛，頸腫，寒熱腫，耳聾，耳鳴，耳後、肩臑、肘臂、外背痛，氣滿，皮膚㲉㲉然堅而不痛，或痰氣，皮膚瘙癢。

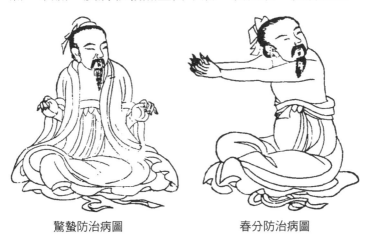

驚蟄防治病圖　　　　春分防治病圖

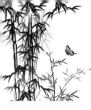

● 小腸清明防治病：

清明三月節，運主少陰二氣，月令桐始華，田鼠化為鴽，虹始見，時配手太陽小腸寒水。

【**行功**】每日丑寅時，正坐，換手，左右如引硬弓，各七八度，叩齒，納清吐濁，咽液各三。

【**治病**】腰腎胃虛邪積滯，耳前熱，苦寒，耳聾，嗌痛，頸痛不可回顧，肩拔臑折，腰軟，肘臂諸痛。

● 小腸穀雨防治病：

穀雨三月中，運主少陰二氣，月令萍始生，鳴鳩拂其羽，戴勝降於桑，時配手太陽小腸寒水。

【**行功**】每日丑寅時，平坐，換手，左右舉托移臂，左右掩乳，各五七度，叩齒，吐納，咽漱。

【**治病**】脾胃結瘕，瘀血，目黃，鼻衄，頰腫，頷腫，肘臂外後廉腫痛，臂外痛，掌中熱。

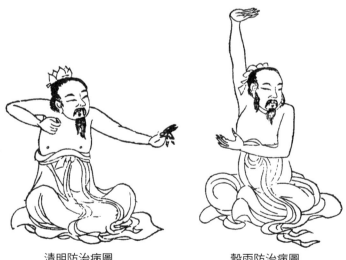

清明防治病圖　　　　　　穀雨防治病圖

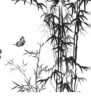

● 包絡立夏防治病：

立夏四月節，運主少陰二氣，月令螻蟈鳴，蚯蚓出，王瓜生，時配手厥陰心包絡風木。

【坐功】每日寅卯時，閉息，瞑目，反換兩手，抑掣兩膝，各五七度，叩齒，吐納，咽液。

【治病】風濕留滯，經絡腫痛，臂肘攣急，腋腫，手心熱，喜笑不休，雜病。

● 包絡小滿防治病：

小滿四月中，運主少陽二氣，月令苦菜秀，藤草死，麥秋至，時配手厥陰心包絡風木。

【坐功】每日寅卯時，正坐，一手舉托，一手拄按，左右各三五度，叩齒，吐納，咽液。

【治病】肺腑蘊滯邪毒，胸脅支滿，心中憺憺大動，面赤，鼻赤，目黃、煩心，心痛，掌中熱諸病。

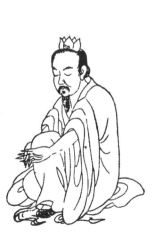

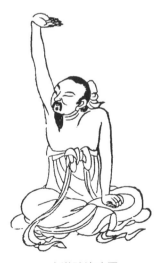

立夏防治病圖　　　　　　小滿防治病圖

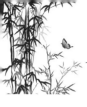

● 心病芒種防治：

芒種五月節，運主少陽三氣，月令螳螂生，三焦病坐功治病圖，鵙始鳴，反舌無生，時配手少陰心君火。

【坐功】每日寅卯時，正立，仰身，兩手上托，左右力舉，各五六度，定息，叩齒，吐納，咽液。

【治病】腰腎蘊積虛勞，嗌乾，心痛，欲飲，目黃，脅痛，消渴，善笑，善驚，善忘，上咳吐，下氣泄，身熱而股痛，心悲，頭頂痛，面赤。

● 心病夏至防治：

夏至五月中，運主少陽三氣，月令鹿角解，蜩始鳴，半夏生，時配手少陰心君火。

【坐功】每日寅卯時，跪坐，伸手叉指，屈腳，換踏左右，各五七度，叩齒，納清吐濁，咽液。

【治病】風濕積滯，腕膝痛，臑臂痛，後廉痛厥，掌中熱痛，兩腎內痛，腰背痛，身體重。

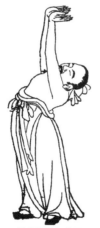

芒種防治病圖

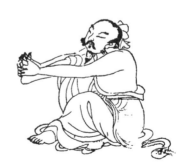

夏至防治病圖

● 肺病小暑防治：

小暑六月節，運主少陽三氣，月令溫風至，蟋蟀居壁，鷹乃學習，時配手太陰肺濕土。

【**行功**】每日丑寅時，兩手踞，屈壓一足，直伸一足，用力掣三五度，叩齒，吐納，咽液。

【**治病**】腿、膝、腰、脾風濕，肺脹滿，嗌乾，喘咳，缺盆中痛，善嚏臍，右小腹脹引腹痛，手攣急，身體重，半身不遂，偏風，健忘，哮喘，脫肛，腕無力，喜怒無常。

● 肺病大暑防治：

大暑六月中，運主太陰四氣，月令腐草為螢，土潤溽暑，大雨時行，時配手太陰肺濕土。

【**行功**】每日丑寅時，雙拳踞地，返首，肩引作虎示，左右各三五度，叩齒，吐納，咽液。

【**治病**】頭項胸背風毒，咳嗽，上氣，喘渴，煩

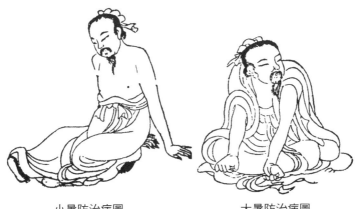

小暑防治病圖　　　　　大暑防治病圖

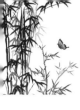

心，胸滿，臑臂痛，掌中熱，臍上或肩背疼，風寒，汗出，中風，小便數次，溏泄，皮膚痛及麻，悲愁欲哭，灑淅寒熱。

● 膽病立秋防治：

立秋七月節，運主太陰四氣，月令涼風至，白露降，寒蟬鳴，時配足少陽膽相火。

【行功】每日丑寅時，正坐，兩手托，縮體閉息，聳身上踴，凡七八度，叩齒，吐納，咽液。

【治病】補虛益損，去腰腎積氣，口苦，善太息，心脅痛，不能反側，面塵，體無澤，足外熱，頭痛，頷痛，目銳眥痛，缺盆腫痛，腋下腫，汗出，振寒。

● 膽病處暑防治：

處暑七月中，運主太陰四氣，月令鷹乃祭鳥，天地始肅，禾乃登（前十三字，原脫落不清，據汲古山房精抄本《保生心鑒》補），時配足少陽膽相火。

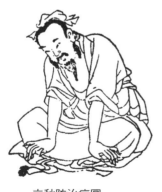

立秋防治病圖

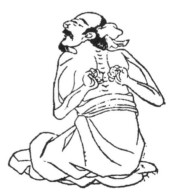

處暑防治病圖

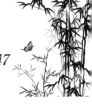

【行功】每日丑寅時，正坐，轉頭，左右舉引，就返，兩手捶背之上，各五七度，叩齒，吐納，咽液。

【治病】風濕留滯，肩背痛，胸痛，脊膂痛，脅肋，髀膝經絡外至脛絕骨外踝前及諸節皆痛，咳嗽，喘渴，上氣，胸背脊膂積滯之氣。

● **胃病白露防治：**

白露八月節，運主太陰四氣，月令鴻雁來，玄鳥歸，群鳥養羞，時配足陽明胃燥金。

【行功】每日丑寅時，正坐，兩手按膝，轉頭，左右推引，各三五度，叩齒，吐納，咽液。

【治病】風氣留滯腰脊經絡，灑灑振寒，善伸，數欠，或惡人與火，聞水聲則驚，狂瘧、汗出、鼽衄、口、唇胗、頸腫、喉痹不能言，顏黑、嘔、呵欠、狂欲上登而歌，棄衣而走。

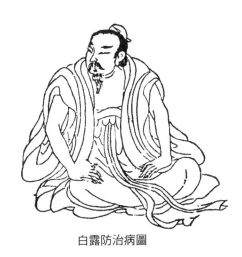

白露防治病圖

● 胃病秋分防治：

秋分八月中，運主陽明五氣，月令雷乃收聲，蟄蟲壞戶，水始涸，時配足陽明胃燥金。

【行功】每日丑寅時，盤足而坐，兩手掩耳，左右返側，各三五度，叩齒，吐納，咽液。

【治病】風濕積滯脅肋、腰股、腹大水腫，膝臏腫痛，膺乳氣衝，股、伏兔外廉、足跗諸痛，遺溺矢氣，奔響腹脹，脾不可轉，膕似結，腨似裂，消穀善饑，胃寒，喘滿，勞傷，厥逆，反胃，癥瘕、水蠱、氣痞。

● 膀胱病寒露防治：

寒露九月節，運主陽明五氣，月令鴻雁來，賓雀入，水為蛤，菊有黃華，時配足太陽膀胱寒水。

【行功】每日丑寅時，正坐，舉兩臂，踴身上托，左右各三五度，叩齒，吐納，咽液。

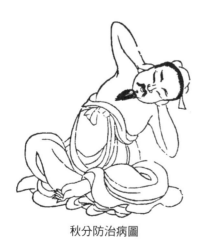

秋分防治病圖

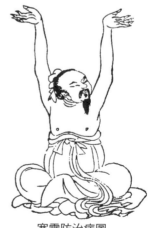

寒露防治病圖

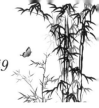

【*治病*】諸風寒濕邪，脅腋經絡動，衝頭苦痛，目似脫，項如拔，脊痛，腰折，痔，瘧狂，癲痛，頭兩邊痛，頭囟頂痛，目黃，淚出，鼽衄，霍亂之疾。

● 膀胱病霜降防治：

霜降九月，運主陽明五氣，月令豺祭獸，草木黃落，蟄蟲咸俯，時配足太陽膀胱寒水。

【*行功*】每日丑寅時，平坐，紓兩手攀兩足，用膝間力縱而復收，五七度，叩齒，吐納，咽液。

【*治病*】凡濕痹入腰腳，髀不可曲，膕結痛，腨裂痛，項背、腰尻、陰股、膝髀痛，臍反出，肌肉痿，下腫，便膿血，小腹脹痛，欲小便不得，藏毒，筋寒，腳氣，久痔，脫肛。

● 肝病立冬防治：

立冬十月節，運主陽明五氣，月令水始冰，地始凍，雉入水為蜃，時配足厥陰肝風木。

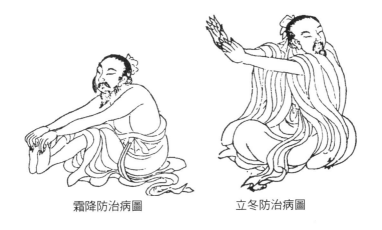

霜降防治病圖　　　　立冬防治病圖

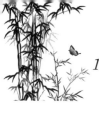

【*行功*】每日丑寅時，正坐，拗頸，左右顧，兩手左右托，各三五度，吐納，叩齒，咽液。

【*治病*】胸脅積滯，虛勞，邪毒，腰痛不可俯仰，嗌乾，面塵，脫色，胸滿，嘔逆，飧泄，頭痛，耳無聞，頰腫，肝逆，面青，目赤腫痛，兩脅下痛引小腹，四肢滿悶，眩冒，目腫痛。

● 肝病小雪防治：

小雪十月中，運主太陽終氣，月令虹藏，不見天升地降，閉塞成冬，時配足厥陰肝風木。

【*行功*】每日丑寅時，正坐，一手按膝，一手挽肘，左右爭力，各三五度，吐納，叩齒，咽液。

【*治病*】腕肘風濕，熱毒，婦人小腹腫，丈夫疝，狐疝，遺溺，閉癃，血睪腫，睪疝，足逆寒，胻善瘲，節肘腫，轉筋，陰縮，兩筋攣，洞泄，血在脅下，喘，善恐，胸中喘，五淋。

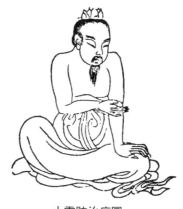

小雪防治病圖

● 腎病大雪防治：

大雪十一月節，運主太陽終氣，月令鶡鳥不鳴，虎始交，荔挺出，時配足少陰腎君火。

【行功】每日子丑時，起身，仰膝，兩手左右托，兩足左右踏，各五七度，叩齒，吐納，咽液。

【治病】腳膝風濕，毒氣，口熱，舌乾，咽腫，上氣，嗌乾及腫，煩心，心痛，黃疸，腸澼，陰下濕，饑不欲食，面如漆，咳唾有血，咳喘，目無所見，心懸如饑，多恐，常若人捕等病。

● 腎病冬至防治：

冬至十一月中，運主太陽終氣，月令蚯蚓結，麋角解，水泉動，時配足少陰腎君火。

【行功】每日子丑時，平坐，伸兩足，拳兩手，按兩膝，左右極力，各三五度，吐納，叩齒，咽液。

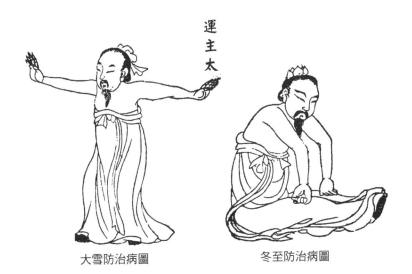

大雪防治病圖　　　　冬至防治病圖

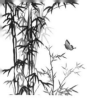
【*治病*】手足經絡寒濕，脊骨內後廉痛，足痿厥，嗜臥，足下熱痛，臍左、脅下、背肩、髀間痛，胸中滿，大小腹痛，大便難，腹大，頸腫，咳嗽，腰冷如冰及腫，臍下氣逆，小腹急痛，泄下，腫足胻寒而逆，凍瘡，下痢，善思，四肢不收。

● 脾病小寒防治：

小寒十二節，運主太陽終氣，月令雁北向，鵲始巢雉雊，時配足太陰脾濕土。

【*行功*】每日子丑時，正坐，一手按足，一手上托，挽手互換，極力，各三五度，吐納，叩齒，漱咽。

【*治病*】榮衛積氣，蘊食則嘔，胃脘痛，腹脹，噦瘧，飲發中滿，食減，善噫，身體皆重，食不下，煩心，心下急痛，溏，瘕，泄，水閉，黃疸，五泄，注下，五色，大小便不通，面黃口乾，怠惰嗜臥，搶心，心下痞苦，善饑善味，不嗜食。

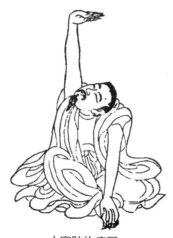

小寒防治病圖

● **脾病大寒防治：**

大寒十二月，運主厥陰初氣，月令雞始乳，鷙鳥厲疾，水澤腹堅，時配足太陰脾濕土。

【**行功**】每日子丑時，兩手踞床，跪坐，一足直伸，一足用力，左右三五度，叩齒，漱咽，吐納。

【**治病**】經絡濕積，諸氣，舌本強痛，體不能動搖或不能臥，強立，股膝內腫，尻陰，臑胻，足背痛，腹脹，腸鳴，殆泄不化，足不收行，九竅不通，足跗腫若水（考原書病名是日人學者後抄寫的，字體異於原版刻字，《心鑒》本未見。另一病種坐功和行功混淆不明，疑有問題，存疑）。

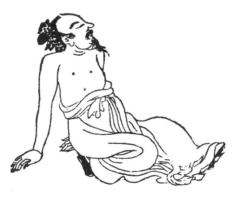

大寒防治病圖

太上養生要訣

老子曰：人，國也。神，君也。血，臣也。氣，民也。志人理身，明看治國也。愛其民所以安其國，愛其氣所以全其身。民弊則國亡，氣衰則身謝。是以上士施醫於未病之先，不追修於既敗之後也。審其機以安社稷，節其欲以保性命。

六害不可不除：一曰薄名利，二曰禁聲色，三曰廉貨財，四曰損滋味，五曰摒虛妄，六曰除嫉妒。少思少念，少笑少言，少喜少怒，少樂少愁，少好少惡，少事少機。多思則神散，多念則心勞，多笑則臟腑上翻，多言則氣消虛脫，多喜則膀胱納客氣，多怒則轙。朝勿虛食，夏暮勿飽食，早（早原作「蚤」，古通假字）起雞鳴後，晚起日出前。心內澄則其人守位，氣內定則外邪去身。行一善則魄神喜，念一惡則魄神歡，魂欲人生，魄欲人死。寬泰以居，恬淡以守。神形安靜，災害不生。仙篆書名，死籍消咎，養生之要，盡在此矣。

至於煉丹，而補理奔浮。多樂則心神邪蕩，多愁則頭面焦枯，多好則智益潰溢，多惡則精爽奔騰，多事則筋脈乾急，多機則智慮沉迷。是皆伐人之生甚於斤斧，蝕人之性猛於豺狼。無久行，無久坐，無久立，無久臥，無久視，無久聽。不饑強食則脾勞，不渴強飲則胃脹。冬腦化金液以留形，此上真人之妙道，非食穀啖血者之越分也。

附《活人心》序

　　昔在太昊之先，軒岐未曾有，太乙氏之王天下也，調泰鴻之氣，薄滋味，寡嗜欲，而修長生久視之道，其修養之法已有矣。有巢氏「搏生咀華以和氣血」，藥餌之說已有矣。陰康氏時，水瀆陰凝，民疾重墜，乃制舞以疏氣血，導引之術已有矣。故人無天傷。太樸既散，民多疾厄厥，後軒轅氏作，岐伯氏出，而有醫藥之方行焉，故「至人治於未病之先，醫家治於已病之後」者，曰藥餌、曰砭焫，雖治之法有二，而病之源則一，未必不由心而生也。老子曰：心為神主，動靜從心。心為禍本，心為道宗。靜則心君泰然，百脈寧謐，動則血氣昏亂，百病相攻。是以性靜則情逸，心動則神疲。守真則志滿，逐物則意移。意移則神馳，神馳則氣散。氣散則病生，病生則殞矣。雖常俗之語，最合於道妙。今述其二家之說，自成一家新話，編為上下二卷，目之曰《活人心》，謂常存救人之心，欲全人之生同歸於壽域也。豈小補哉！然世之醫書，各家新編者何暇千本，紛然雜具，徒多無補。但此書方雖不多，皆能奪命於懸絕，雖司命莫之神也。凡為醫者而能察其受病之源而用之，只此一書，醫道足矣；人能行其修養之術而用之，只此一書，仙道成矣。何況不壽乎？士之於世不缺焉。

前南極沖虛妙道真君曜仙書

《活人心法》
（玄測道人涵虛子編）

　　曜仙曰：古人神聖之醫而能療人之心，預使不至於有疾；今之醫者，惟知療人之疾而不知療人之心，是由捨本逐末，不窮根源而攻其流，欲求疾癒，不亦愚乎！雖一時僥倖而安之，此則世俗之庸醫，不足取也。殊不知病由心生，業由人作，蓋陰有鬼神，陽有天理，報復之機，鮮有不驗，故有天刑之疾，有自戕之疾。其天刑之疾也，五體不具，生而隱宮者，生而暗瘂、盲者，因跌仆而手足折者，有生人面瘡、贅、疣疾者，凡傳染一切瘴疫之證是也。

　　蓋因夙世今生積惡過多，天地譴之，故致斯疾，此亦業原於心也。其自戕之疾者，調養失宜，風寒濕之所感，酒色財氣之所傷，七情六欲生於內，陰陽二氣攻於外，是謂病生於心，害攻於體也。今只以人之易知，易見者論之，且曰：人心思火，久而體熱；人心思冰，久而體寒。悚則發堅，驚則汗瀝，懼則肉戰，愧則面赤，悲則淚出，慌則心跳，氣則麻痺，言酸則垂涎，言臭則吐唾，言喜則笑，言哀則哭。笑則貌妍，哭則貌嫭。又若日間有所見，夜則魂夢有所思。疢則譫語，夢交合則精泄。至若驚悸、氣怒成而疾者，則發狂裸體，逾垣上屋，呼神見鬼，歌舞笑哭，此皆因心而生也。

太白真人曰：欲治其疾，先治其心。必正其心，然後資於道，使病者盡去心中疑慮思想，一切妄念，一切不平，一切人我。悔悟平生所為過惡，便當放下身心，以我之天而合所事之天，久之遂凝於神，則自然心君泰寧、性地平和。知世間萬物皆是空虛，終日營為皆是妄想；知我身皆是虛幻，禍福皆是無有，生死皆是一夢。慨然領悟，頓然解釋，心地自然清淨，疾病自然安痊。能如是，藥未到門口，病已忘矣。此真人以道治心，療病之大法也。

蓋真人之教也，本於天地立心，為生民立命。惟心與天一理，之所得者獨明，而能開人心之迷；惟其心與地一，水之所汲者獨靈，而能滌人心之陋。故以一杯之水而能療醫所不治之疾，罔不瘳者，豈由水之靈？實資於道之用也。苟非其人則以予為妄誕。

老子曰：「吾言甚易知，甚易行，天下莫能知，莫能行，是以知我者希，則我者貴。」又曰：「上士聞道，勤而行之；中士聞道，若存若亡；下士聞道，大笑之，不笑不足以為道。」《內觀經》曰：「知道易，通道難。通道易，行道難；行道易，得道難；得道易，守道難。守而不失，乃可長生。」

● 守治心：

曜仙曰：心者，神明之舍，中虛，不過經寸，而神明居焉。事物之滑，如理亂梦，如涉驚浸，或怵惕，或懲創，或喜怒，或思慮。一日之間，一時之頃，徑寸之地，炎如火矣。故神弗留則蠹，明弗留則耗。休休焉

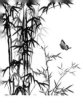

常與道謀而自不覺，或曰謹於為善，若嗜欲一萌，即不善也。歸而勿納，是與良心竟也，必有忿悁之心，起而與我敵。以我矜願之意，接彼忿悁之心，何為不鬥，鬥不止而害生矣。凡七情六欲之生於心皆然。故曰：心靜可以通乎神明。事未至而先知，足不出戶知天下，不窺牖見天道也。蓋心如水之不撓，久而澄清，洞見其底，是謂靈明，宜乎靜，可以固元氣，則萬病不生，故能長久。若一念既萌，神馳於外，氣散於內，血隨氣行，榮衛昏亂，百病相攻，皆因心而生也。大概怡養天君，疾病不作，此治心之法也。

● 導引法：

閉目冥心坐（冥心，盤趺而坐）。握固，靜思神，叩齒三十六，兩手抱崑崙（叉兩手向項後，數九息，勿令耳聞。自此以後，出入息皆不可使耳聞）。左右鳴天鼓，二十四度聞（移兩手心掩兩耳，先以第二指壓中指彈擊腦後，左右各二十四次）。微擺撼天柱（搖頭左右顧，肩膊隨動二十四，先須握固），赤龍攪水渾（赤龍者，舌也。以舌攪口齒並左右頰，待津液生而嚥）。漱津三十六（一云：鼓漱），神水滿口，勻口，分三咽，所漱津液分作三口，作汩汩聲而咽之，龍行虎自奔（液為龍，氣為虎）。閉氣搓手熱（以鼻引清氣閉之，少頃搓手，令極熱，鼻中徐徐乃放氣出），背摩後精門（精門者，腰後外腎也。合兩手摩畢，收手握固），盡此一口氣（再閉氣也），想火燒臍輪（閉口鼻之氣，想用心火下燒丹田，覺熱極，即用後法）。左右轆轤轉（俯

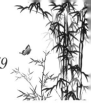

首，擺撼兩肩三十六，想火自丹田透，透雙關，入腦戶），兩腳放舒伸（放直兩腳），叉手雙虛托（叉手相交，向上托空，三次或九次），低頭攀足頻（以兩手向前扳腳心十三次，乃收足端坐），以候逆水上（候口中津液生，如未生，再用急攪，取水同前法），再漱再吞津，如此三度畢，神水九次吞（謂再漱三十六，如前一口三分咽，乃為九也）。咽下汨汨響，百脈自調勻，河車搬運訖（擺肩並身二十四，及再轉轆轤二十四次），發火遍身燒（想丹田火自下而上，遍燒身體，想時口及鼻皆閉氣少頃）。邪魔不敢近，夢寐不能昏，寒暑不能入，災病不能迍。子後午前作，造化合乾坤，循環次第轉，八卦是良因。

訣曰：其法於甲子日，夜半子時起，首行時口中不得出氣，唯鼻中微放清氣。每日子後、午前各行一次，或晝夜共行三次，久而自知蠲除疾疫，漸覺身輕。若能勤苦不怠，則仙道不遠矣。

● 叩齒集神：

叩齒集神三十六，兩手抱崑崙，雙手擊天鼓二十四。

上法先須閉目、冥心、盤坐、握固、靜思，然後叩齒集神，次又兩手向項後，數九

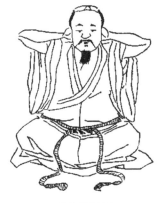

叩齒集神圖

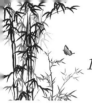

息，勿令耳聞，乃移手各掩耳，以第二指壓中指擊彈腦後，左右各二十四次。

● **搖天柱：**

左右手搖天柱各二十四。

上法先須握固，乃搖頭，左右顧，肩膊隨動二十四。

● **舌攪漱咽：**

左右舌攪上齶三十六，漱三十六，分作三口，如硬物咽之，然後方得行火。

上法以舌攪口齒並左右頰，待津液生方漱之，至滿口方咽之。

● **摩腎堂：**

兩手摩腎堂三十六，以數多更妙。

上法閉氣，搓手令熱後摩腎堂，如數畢仍收手，握固，再閉氣，想用心火下燒丹田，覺熱極即用後法。

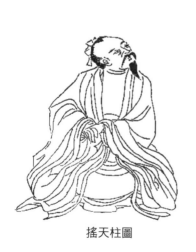

搖天柱圖

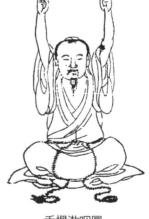

舌攪漱咽圖

單關轆轤：

左右單關轆轤各三十六。

上法須俯首，擺撼左肩三十六次，右肩亦三十六次。

● **雙關轆轤：**

雙關轆轤三十六。

上法兩肩擺撼至三十六數，想火自丹田透雙關，入腦戶，鼻引清氣後伸兩腳。

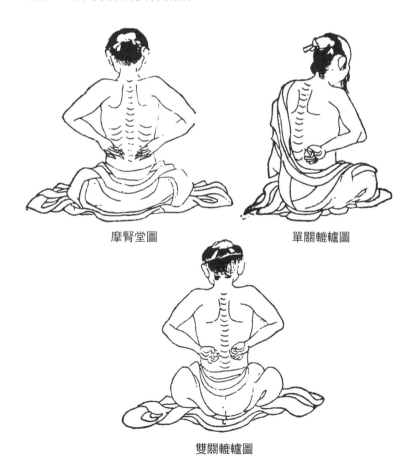

摩腎堂圖　　　　　單關轆轤圖

雙關轆轤圖

● 托天按頂：

兩手相搓，當呵五，呵後叉手托天，按項各九次。
上法叉手相交，向上托空三次或九次。

● 鉤攀：

以兩手如鉤向前攀雙腳心十二，再收足端坐。

上法以兩手向前攀腳心十二次，乃收足端坐。候口
中津液生，再漱再吞，一如前數，擺肩並身二十四，乃
再轉轆轤二十四次，想丹田火自下而上遍燒身體，想十
口鼻皆須閉氣少頃。

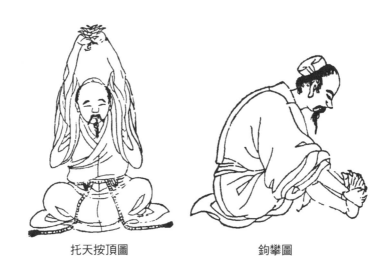

　托天按頂圖　　　　　　　　鉤攀圖

　　以上八法，乃修真之次第工程也。每日子前、午後
各行一次，或晝夜共行三次，久則自然身輕體健，諸邪
無所入矣（注：以上八法圖原脫，據《心鑒》本補）。

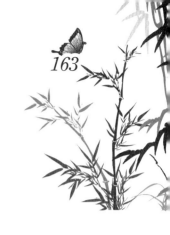

卷五

《養生導引法》

● 中風門：

一法：正倚壁，不息行氣，從頭至足止。癒疽疝、大風偏枯，諸風痹。

一法：仰兩足趾，五息止，引腰背痹、偏枯，令人耳聞聲，常行眼耳，諸根無有掛礙。

一法：以背正倚，展兩足及趾，瞑目，從頭上引氣，想以達足之十趾，及足掌心，可三七引候掌心，似受氣止，蓋謂上引泥丸，下達湧泉是也。

一法：正柱倚壁，不息，行氣從口趣，令氣至頭始止。治疽痹、大風、偏枯。

一法：足踏地，足不動，一足向側向轉，身敧勢，並手盡急回，左右迭二七。去脊風冷，偏枯，不通潤。

一法：手前後遞，互拓極勢三七，手掌向下，頭低面，心氣向下，至湧泉、倉門，卻努力一時，取勢散氣，放縱身氣平，頭動轉前後，倚側柔轉二七。去膊並冷血筋急，漸漸如消。

一法：兩手抱左膝，伸腰，鼻納氣七息，展右足。除難屈伸拜起，脛中痛痿，腿疼。

一法：兩手抱右膝，著臂，除下重。難屈伸腿疼。

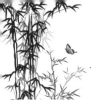

　　一法：踞坐伸右腳，兩手抱左膝，頭伸腰，以鼻納氣，自極七息，展左足著外。除屈伸，起脛中疼痹。

　　一法：立身，上下正直，一手上拓仰手，如似推物勢，一手向下，如探物極勢，上下來去，換易四七。去髆並內冷血，內風兩髆，兩腋筋脈攣急。

　　一法：踞伸左腳，兩手抱右膝，伸腰，以鼻納氣，自極七息，展左足著外，除難屈伸，拜起脛中疼。

　　一法：偃臥，合兩膝，布兩足，伸腰，口納氣，振腹七息，除壯熱疼痛，兩脛不隨。

　　一法：治四肢疼悶，及不隨，腹內積氣，床席必須平穩，正身仰臥，緩解衣帶，枕高三寸，握固者，以兩手各自以四指把手拇指，舒臂，令去身各五寸，兩腳豎趾，相去五寸，安心定意，調和氣息，莫思餘事，走意念氣，徐徐漱醴泉者，以舌舐略唇口牙齒，然後咽唾，徐徐以口吐氣，鼻引氣入喉，須微微緩作，不可卒急強作，待好，調和引氣，勿令自聞出入之聲，每引氣，心心念送之，從腳趾頭使氣出，引氣五息、六息出之，為一息、二息數至十息，漸漸增益得至百息，二百息，病即除。愈不用食生菜，及魚肥肉、大飽食後、喜、怒、憂、恚悉不得輒行氣，惟須向曉清靜時，行氣大佳，能癒萬病。

　　一法：展兩足上，除不仁，脛寒之疾也。

　　● 風痹門：

　　一曰：以右踵拘左足蹋趾，除風痹。二曰：以左踵拘右足蹋趾，除厥、痹。三曰：兩手更引足跌置膝上，

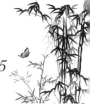

除體痹。（原書此段體例與他書略有不同，為保原貌不做改動）。

一法：偃臥，合兩膝頭，翻兩足，伸（伸：原作「生」，據文義改，下同）。腰，口納氣脹腹，自極七息。除痹痛、熱痛、兩脛不隨。

一法：踞坐，伸腰，以兩手引兩踵，以鼻納氣，自極七息。布兩膝頭，除痹、嘔引兩手。

一法：偃臥，端展兩手足臂，以鼻納氣，自極七息，搖足三十而止。除胸足寒、周身痹、厥逆。

一法：正倚壁不息，行氣從頭至足止。癒大風、偏枯諸痹。

一法：左右手夾據地，以仰引腰，五息止。去痿痹、利九竅。

一法：仰兩足趾，五息止，引腰，去背痹、偏枯，令人耳聞聲。久行，眼耳諸根無有掛礙。

一法：踞，伸右腳，兩手抱左膝頭，伸腰，以鼻納氣，自極七息。除難屈伸拜起、脛中疼痛痹。

一法：左右拱兩臂不息，九通。治臂足痛、勞倦，風痹（風痹後文：原書錯刻混亂，體例無序，又無「一法」二字，據《養生導引秘籍》改之）不遂。

一法：凡人常覺脊倔強而悶，仰面努膊，並向上，頭左右兩向按之，左右三七一住。轉血行氣動定，然始更用。初緩後急，不得先急後緩。若無病人，常欲得旦起、午時、日沒三辰，如用辰別二七。除寒熱病，脊、腰、頸、項痛，風痹。

一法：兩膝頸頭，以鼻納氣，自極七息，除腰痹背痛，口內生瘡、牙齒風、頭眩盡除。

● 心腹痛門：

一法：偃臥，展兩脛、兩手，仰足趾，以鼻納氣，自極七息。除腹中弦急切痛。

一法：偃臥，口納氣，鼻出之，除裡急飽；咽氣數十，令溫中寒。乾吐嘔、腹痛，口納氣七十所，大振腹，咽氣數十，兩手相摩令熱，以摩腹，令氣下。

一法：偃臥，仰兩足、兩手，鼻納氣七息。除腹中弦急切痛。

● 霍亂門：

一法：轉筋不住，男子以手挽其陰，女子以手牽乳，近兩邊。

一法：偃臥，展兩脛兩手，外踵者相向，以鼻納（前五字原脫，據《諸病源候論》卷二十二補）氣，自極七息。除兩膝寒腫、脛骨疼，轉筋。

一法：覆臥，旁視，立兩踵，伸腰，鼻納氣。去轉筋。

● 嘔吐門：

一法：正坐，兩手向後捉腕，反拓席，盡勢，使腹弦弦，上下七，左右換手亦然。除腹肚冷氣、宿氣積、胃口冷、食飲進退吐逆。

一法：偃臥，展兩脛兩手，左蹺兩足踵，以鼻納氣，自極七息。除腰中病、食苦嘔。

一法：坐，直舒兩腳，以兩手挽兩足，自極十二

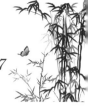

通。瘉腸胃不能受食、吐逆。以兩手直叉兩腳底，兩腳痛舒，以頭枕膝上，自極十二通。瘉腸胃不能受食、吐逆。

● 氣門：

一法：兩手向後，合手拓腰，向上極勢，振搖臂肘，來去七，始得。手不移，直向上向下盡勢，來去二七。去脊、心、肺氣壅悶。

一法：兩足兩指相向，五息止。引心肺，去厥逆上氣。極用力，令兩足相向，意止。引肺中氣出，病人行，肺內外輾轉屈伸，隨無有違逆。

● 痰飲門：

一法：左右側臥，不息，十通，治痰飲不消。右有飲病，右側臥；左有飲病，左側臥。又有不消氣排之，左右各十有二息，治痰飲也。

● 癆瘵門：

一法：以兩手著頭上相叉，長氣即吐之。坐地，緩舒兩腳，以兩手外抱膝中，疾低頭，入兩膝間，兩手交叉頭上，十三通，瘉三屍也。

一法：叩齒二七過，取咽氣二七，如三百通乃止。為之二十日，邪氣悉去；六十日，小病瘉；百日，大病除。除蟲，伏屍皆去，面體光澤也。

● 脅痛門：

一法：卒左脅痛，念：肝為青龍，左目中魂神，將五營兵，千乘萬騎從，甲寅直符吏，入左脅下取病去。

一法：右脅痛，念：肺為白帝，右目中魄神，將五

營兵，千乘萬騎，甲申直符吏，入右脅下取病去。脅側臥，伸臂直腳，以鼻納氣，以口出之。除脅皮膚痛，七息止。

一法：端坐伸腰，右顧視月，口納氣，咽之三十。除左脅痛，開目。

一法：手交項上，相握至極，治脅下痛。坐地交兩手，著不周遍握，急挽。久行，實身如金剛。令息調長，如風雲，如雷。

● 腰痛門：

一法：一手向上極勢，手掌四方轉回，一手向下努之，合手掌努指，側身欹形，轉身向似看，手掌向上，心氣向下散適，知氣下緣上，始極勢，左右上下四七亦然。去髆並肋、腰脊疼悶。

一法：平跪，長伸兩手，拓席向前，待腰脊須轉，遍身骨解氣散，長引腰極勢，然始卻跪，便急如似脊內冷氣出許，令臂髆痛，痛欲似悶，痛還坐，來去二七。去五臟不和、背痛悶。

一法：凡人常須覺脊強，不問時節，縮咽轉內，似回搏內，仰面努搏，並向上也，頭左右兩向按之，左右三七，一住。待血行氣動定，然始更用，初緩後急。若無病人，常欲得旦起、午時、日沒三辰，如用辰別三七。除寒熱脊腰頸項痛。

● 腳氣門：

一法：坐，兩足長舒，自縱身，納氣向下，使心內柔和適散，然後屈一足，安膝下，努，長舒一足，仰足

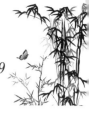

趾向上，便急仰眠，頭不至席，兩手急努向前，頭向上努挽，一時各個取勢，來去二七，遞互亦然。去腰疼、腰髆冷血、冷風痹，日日漸損。

　　一法：覆臥，旁視內踵，伸腰，以鼻納氣，自極七息。除腳中弦痛、轉筋、腳酸疼、腳痹弱。

　　一法：舒兩足坐，散氣向湧泉，可三通，氣徹倒始收，右足屈捲，將兩手急捉腳湧泉，挽足踏手，一時取勢，手足用力，逆氣向下三七，不失氣數尋。去腎內冷氣、膝冷、腳疼也。

　　一法：一足屈之，足趾仰，便急捉一足安膝頭，心散兩足跟，出氣向下，一手拓膝頭，向下急捺，一手向後拓席，一時極勢，左右亦然，二七。去膝痹疼急。

　　一法：一足踏地，一足向後，將足解谿，安踹上，急努兩手，偏相，向後側身如轉，極勢二七，左右亦然。去足疼痛、痹急、腰痛也。

● 積聚門：

一法：以左足踐右足上。除心下積聚。

　　一法：端坐伸腰，回目仰頭，徐以口納氣，因而咽之，三十過而止。開目、除心下積聚。

　　一法：左脅側臥，伸臂直腳，以口納氣，鼻吐之，週而復始。除積聚、心下不快。

　　一法：以左手按右脅，舉右手，極勢（原作「形」，據文義改），除積及老血。

　　一法：閉口微息，坐向王氣，張鼻取氣，逼置臍下，小口微出，十二通，以除結聚。低頭不息，十二通

氣，以消飲食，令身輕強，行之冬月，令人不寒。

一法：端坐伸腰，直上展兩臂，仰兩手掌，以鼻納氣閉之，自極七息，名曰蜀王台。除脅下積聚。

一法：向晨，去枕正偃臥，伸臂脛，瞑目，閉口不息，極，張腹、兩足，再息，頃間吸腹，仰兩足，倍拳，欲自微息，息定復為。春三、夏五、秋七、冬九，蕩滌五臟，津潤六腑，所病皆癒。腹有積聚者，張吸其腹，熱乃止，癥痕散破即癒矣。

● 脾胃門：

一法：脾胃不和，不能飲食。欹身，兩手一向偏側，急努身舒頭，共手競扒相率，漸漸一時盡勢，氣共力皆和，來去左右亦然，各三七。項前後兩角，緩舒手如是，似向外扒，放縱身心，搖二七，遞互亦然。去太倉不和、臂腰虛悶也。

● 補益門：

一法：常以子後、午前，解髮東向，握固不息一通，舉手左右導引，手掩兩耳，令髮黑不白。臥引為三，以手指掐項邊脈三通，令人目明。

東向坐，不息再通，以兩手中指點口中唾之二七，相摩，拭目。令人目明。

東向坐，不息三通，以手捻鼻兩孔，治鼻宿息肉癒。

東向坐，不息四通，啄齒無通數。伏，前側臥，不息六通，癒耳聾目眩。還臥，不息七通，癒胸中痛咳。抱兩膝自企於地，不息八通，癒胸以上至頭頸耳目咽

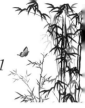

鼻邪熱。去枕，握固不息，自企於地，不息九通，東首，令人氣上下通。微鼻納氣，愈羸（原作「嬴」，刻誤），不能從陰陽。法，大陰勿行之。

● 消渴門：

一法：睡臥，勿張口，久成消渴及失血色，赤松於云：臥，閉目，不息十二通，治飲食不消。

一法：解衣偃（原本作「惔」，據胡文煥明本《養生導引法》改）臥，伸腰、腰損、小腹，五息止。引腎，去消渴，利陰陽。解衣者，使無掛礙。偃臥者，無外想，使氣易行。伸腰，使腎無逼蹙。損者大努，使氣滿。小腹者，即膒（ㄋㄚˋ，內動也）腹牽氣，使五息，即為之。引腎者，引水來咽喉，潤上部，去消渴枯槁病。利陰陽者，饒氣力。此中數虛要與時節而為，避初食後，大饑時。此二時不得導引，傷人亦避，惡日時節不和時亦避。導以先行一百二十步，多者千步，然後食之。法不使大冷大熱，五味調和。陳穢宿食，蟲蠍餘殘，不得食。少眇著口中，數嚼少湍咽。食已，亦勿眠。此名穀與氣和，即真良藥也。

● 脹滿門：

一法：蹲坐，住心，捲兩手發心向下，左右手搖臂，遞互欹身，盡膊勢，捲頭築肚，兩手衝脈至臍下，來去三七。漸去腹脹肚急悶，食不消化。

一法：腹中若脹有寒，以口呼出氣，三十過止。

一法：若腹中滿，食飲若飽，端坐伸腰，以口納氣數十，滿吐之，以便為故，不便復為之。有寒氣腹中不

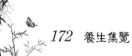

安,亦行之。

一法:端坐伸腰,口納氣數十。除腹滿,食飲過飽,寒熱,腹中痛病。

一法:兩手向身側一向,偏相極勢。發頂足氣散下,欲似爛物解散。手掌指直舒,左右相皆然,去來三七,始正身,前後轉動髆腰七。去腹肚脹,膀胱腰脊臂冷,血脈急強悸也。

一法:若腹內滿,飲食善飽。端坐伸腰,以口納氣十,以便為故,不便復為。

一法:脾主土,暖如人肉始得發汗,去風冷邪氣。若腹內有氣脹,先須暖足,摩上下並氣海,不限遍數,多為佳。始得左回右轉三七,和氣如用,腰身內一十五法,回轉三百六十骨節,動脈搓筋,氣血布澤,二十四氣和潤,臟腑均調。和氣用頭搖振,手氣向上,心氣向下,分明知去來。莫問平手,欹腰轉身。摩氣蹙回動盡,心氣放散,送至湧泉二,不失氣之行度。用之有益。不解用者,款如氣亂。

● 眼目門:

一法:踞,伸右腳,兩手抱左膝頭,伸腰,以鼻納氣,自極七息。除難屈伸拜起,去脛中痛痹,風目耳聾。

一法:踞,伸左腳,兩手抱右膝,伸腰,以鼻納氣,自極七息,展左足著外。除難屈伸拜起,去脛中疼。一本云:除風目暗,耳聾。

一法:以鼻納氣,左手持鼻。除目暗泣出。鼻納

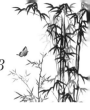

氣，口閉，自極七息。除兩脅下積血氣。

　　一法：端坐伸腰，徐以鼻納氣，以右手持鼻，除目暗，淚若出，閉目吐氣。鼻中息肉，耳聾亦然。除傷寒頭痛洗洗，皆當以汗出為度。

　　一法：蹲踞，以兩手舉足五趾，頭自極，則五臟氣遍至（至：原書無，據胡文煥明本《養生導引法》補）。主治耳不聞，目不明。久為之，則令髮白復黑。

　　一法：仰（仰：原無，據胡文煥明本《養生導引法》補）兩足趾，五息止。引腰背痹、偏枯，令人耳聰。久行，眼耳諸根，俱無掛礙。

　　一法：伸左脛，屈右膝納壓之，五息止，引肺。去風虛病，令人目明。依經為之，引肺中氣，去風虛病，令人目明，夜中見色，與晝無異。

　　一法：雞鳴以兩手相摩令熱，以熨目，三行，以指抑目。左右有神光，令目明，不病痛。

　　一法：東向坐，不息再通，以兩手中指口唾之二七，相摩拭目。令人目明。以甘泉漱之，洗目，去其翳垢，令目清明。上以內氣洗身，中令內睛潔，此以外洗去其塵障。

　　一法：臥，引為三，以手爪項邊脈五通，令人目明。臥正偃，頭下卻亢引三通，以兩手指爪項邊大脈為五通。除目暗患。久行，令人眼夜能見色。為久不已，通見十方，無有際限。

　　一法：雞鳴欲起，先屈左手噉鹽，指以指相摩，咒曰：西王母女，名曰益愈，賜我目，受之於口，即精

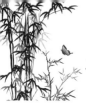
摩形。常雞鳴二七著唾，除目茫茫，致其精光，徹視萬里，遍見四方。咽二七唾之，以熱指摩目二七，令人目不瞑。

● **喉舌門：**

一法：一手長舒合掌仰，一手捉頤，挽之向外，一時極勢二七。左右亦然。手不動，兩向側極勢，急挽之二七。去頸骨急強，頭風腦旋、喉痹，膊內冷注偏風。

一法：兩手拓兩頰，手不動，摟肘使急，腰內亦然。住定放兩肋頭向外，肘膊腰氣散，盡勢大悶始起，來去七通，通喉痹。

● **口齒門：**

一法：常向本命日，櫛髮之始，叩齒九通，陰咒曰，太帝散靈，五老返真；泥丸玄華，保精長存；左回拘月，右引日根；六合清練，百疾愈因。咽唾三過，常數行之，使齒不痛，髮牢不白，頭腦不痛。

一法：東向坐，不息四通，上下啄齒三十六。治齒痛。

一法：凡人覺脊背皆倔強，不問時節，縮咽膊內，仰面努膊並向上，頭左右兩向按之，左右二七，一住。待血行氣動定，然始更用，初緩後急，不得先急後緩。若無病患，常欲得旦起、午時、日沒三辰，如用，辰別二七。除寒熱病，脊腰頸項痛，風痹，口內生瘡，牙齒風，頭眩，終盡除也。

● **鼻門：**

一法：東向坐，不息三通，手捻鼻兩孔，治鼻中

患。交腳箕坐，治鼻中患，通腳癰瘡，去其涕唾，令鼻道通，得聞香臭。久行不已，徹聞十方。

一法：踞坐，合兩膝，張兩足，不息五通。治鼻瘡。

一法：端坐伸腰，徐徐以鼻納氣，以右手捻鼻，除目暗，淚苦出，徐徐閉目吐氣。鼻中息肉，耳聾，亦能除傷寒頭痛洗洗。皆當以汗出為度。

一法：東向坐，不息三通，以手捻鼻兩孔。治鼻中息肉。

● 耳門：

一法：坐地交叉兩腳，以兩手從曲腳中入，低頭叉項上。治久寒不能自溫，耳不聞聲。

一法：腳著項上，不息十二通。必愈大寒不覺暖熱，久頑冷患，耳聾目眩。久行即成法，法身五六不能變。

● 遺泄門：

一法：治遺精白濁，諸冷不生。戌亥間陰旺陽衰之際，一手兜外腎，一手搓臍下八十一次，然後換手，每手各九次，兜搓九日見驗，八十一日成功。

一法：治遺精，以床鋪安短窄，臥如弓彎；二膝並臍縮，或左或右，側臥。用手托陰囊，一手伏丹田，切須寧心靜臥，戒除房室思欲之事，若固不泄，可保身安。

● 淋門：

一法：偃臥，令兩手（手：原作「足」，據文義

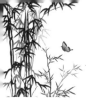

改）布膝頭，斜踵置尻，口納氣，振腹，鼻出氣。去
淋，數小便。

一法：蹲踞高一尺許，以兩手從外屈膝內入至足跌
上，急手握足五趾（趾：原作指，據文義改），極力一
通，令內曲。以利腰髖，治淋。

一法：偃臥，令兩手（手：原作「足」，據文義
改）布膝頭，斜踵置尻，口納氣，振腹，鼻出氣。去石
淋，莖中痛。

一法：以兩踵布膝。除癃。

一法：偃臥，令兩手（手：原作「足」，據文義
改）布膝頭，取踵置尻下，以口納氣，腹脹自極，以鼻
出氣七息。除氣癃，數小便，莖中痛，陰以下濕，小腹
痛，膝不隨。

● 二便不通門：

一法：正坐，以兩手交背後，名曰帶便。癒不能大
便，利腹，癒虛羸。反叉兩手著背上，推上使當心許，
跌坐，反倒九通。癒不能大小便，利腹，癒虛羸也。

一法：龜行氣，伏衣被中，覆口鼻頭面，正臥，不
息九通，鼻微出氣。治大便閉塞不通。

一法：偃臥，直兩手，捻左右脅，除大便難，腹
痛，腹中寒。口納氣，鼻出氣，溫氣咽之數十，病癒。

● 疝氣門：

一法：挽兩足趾，五息止，引腹中氣。去疝瘕，利
孔竅。

一法：坐，舒兩腳，以兩手捉大拇趾，使足上頭

下，極挽，五息止，引腹中氣，遍行身體。去疝瘕病，利諸孔竅。往來易行，久行精爽，聰明修長。

● 諸痔門：

一法：惟高枕，偃仰，心平氣定，其腫自收。

一法：一足踏地，一足屈膝，兩手抱犢鼻下，急挽向身極勢。左右換易四七。去痔，五勞，三里氣不下。

一法：踞坐，合兩膝，張兩足，不息兩通。治五痔。

一法：兩手抱足，頭不動，足向口受氣，眾節氣散，來去三七，欲得捉左右側身，各急挽，腰不動。去四肢腰上下髖內冷，血冷筋急，悶痔。

一法：兩足相踏，向陰端急蹙，將兩手捧膝頭兩向，極勢捧之二七，竟身側兩向，取勢二七，前後努腰七。去心勞，痔病。

● 老人門：

《修真書》云：春噓明目木扶肝，夏至呵心火自閑，秋呬定知金肺潤，腎吹惟要坎中安，三焦嘻卻除煩熱，四季長呼脾化餐。切記出聲聞口耳，其功尤勝寶神丹。

訣云：肝若噓時目睜睛，爭知肺呬手雙擎，心呵腦後高叉手，腎若吹時抱膝平，脾用呼時須撮口，三焦客熱臥嘻嘻。四季常是噓，八節不得吹。益（原作「蓋」，據文義改）肝為相火，有瀉無補，腎為真水。有補無瀉也。

肝噓：主噎乾面塵，眼眵赤，多淚，疼痛，脅下

痛，小便黃赤色或澀。

心呵：主煩躁，喉瘡熱腫，多汗，掌中熱，咽乾渴。

脾呼：主熱痰涎，目黃，喉痹，鼻衄，口乾舌痛，身重腹脹。

肺呬：主喘嗽、煩渴、胸膈煩膨，有痰，掌中熱，風汗出。

腎吹：主有疾尪羸，面黑，口乾，耳鳴，咽嗌腫，股內疼痛，足下熱痛。

三焦嘻：主煩痛，喉痹，耳閉渾渾然。

以上主治六經本病之邪也。然五臟不足，又在藥食氣味為補。經云：「形食味。」故味歸形，氣食形，故形歸氣，氣化則精生，味和則形長，故五味為宜。若五志所過，非藥可治者，五勝為宜。

憂勝怒，肝屬木，在志為怒。過節則反自傷，故曰怒傷肝，故以所勝者制之。

恐勝喜，心屬火，在志為喜。過節則反自傷，故曰喜傷心，故以所勝者制之。

怒勝思，脾屬土，在志為思。過節則反自傷，故曰思傷脾，故以所勝者制之。

喜勝憂，肺屬金，在志為憂。過節則反自傷，故以所勝者制之。思勝恐，腎屬水，在志為恐。過節則反自傷，故以所勝者制之。

（注：消渴門至老人門一段內容，原書在書尾《通玄集》前，疑為錯簡，移置補益門後）

● 蛤蟆行氣法：

正坐，自動搖兩臂不息，十二通，癒勞大佳。左右側臥不息，十二通，治痰飲不消。右有飲病，右側臥；左有飲病，左側臥。有不消氣排之，日初出、日中、日入，此三時向日正立不息，九通，仰頭吸日精光，九咽之，益精百倍。

又法：大垂兩臂，不息，即不傷火法。向南方蹲踞，以兩手從屈膝中，入掌足五趾，令內屈（前三字，原缺損不清，據《雲笈七籤》卷三十四補）。和腰尻完，治淋，遺溺癒。箕踞，交兩腳手內並腳中，又叉兩手極引之。癒痹中（原書作「窬寐」，據《雲笈七籤》卷三十四改），精氣不泄。兩手交叉頤下，自極。利肺氣，治暴氣咳。舉兩腳，夾兩頰邊，兩手據地蹲坐（原作「服」，據《諸病源候論》改）療宿壅。舉右手，展左手，坐，右腳上掩左腳，癒尻完痛。舉手交頸上相握，自極。治脅下痛。舒左手，右手在下握左手拇指，自極，舒右手，左手在下握右手拇指，自極。皆治骨節酸疼。掩兩腳，兩手指著足五趾上，癒腰折不能低仰，若血久瘀為之，即癒。豎足五趾。癒腰脊痛，不能反顧視者，以右手從頭上來下，又挽下手。癒頸不能反顧視。坐地，掩左手，以右手指搭肩挽之，癒傾側膝腰及小便不通。東向坐，向日，左手揖目，舉身望北斗，心服月氣，始得眾惡不入，理頭仰苦難牽。右手反折，各左右自極張弓。兼補五臟不足，氣則至。抱兩膝著胸自極。此常令丹田氣還，補腦。坐地，直兩腳，以手捻腳

脛，以頭至地。調脊諸椎，利髮根，令長美。坐地，交叉兩腳，以兩手從曲腳中入，低頭叉項上，治久寒不能自溫，耳不聞勿正倍聲。不息行氣，從頭至足心，癒疽痂，大風，偏枯諸痹。極力左右振兩臂，不息九通。癒臂痛、勞倦，風氣不遂。

● 龜鱉行氣法：

以衣覆口鼻，不息九通，正臥。微微由鼻出納氣，癒鼻塞不通。東向坐，仰頭不息五通。以舌撩口中沫滿二七咽，癒口乾舌苦。

● 雁行氣法：

低頭倚壁，不息十二通。以意排留飲宿食，從下部出自癒。

● 龍行氣法：

低頭下視，不息十二通。癒風疥惡瘡，熱不能入。咽可候病者以向陽明仰（原作「以達」二字，據《雲笈七籤》卷三十四改）臥。以手摩腹至足，以手持引足，低臂十二通，不息十二通。癒腳足濕（原作「虛」，據《雲笈七籤》卷三十四改）痹不任行，腰脊痛。以手著項相叉，治毒。不癒，腹中大氣即吐之。月初出、月中、日入時，向月正立，不息八通，仰頭吸月光精入咽之。令陰氣長，婦人吸之，陰精益盛，子道通。

● 入水法：

舉兩手臂不息，不沒法。向北方箕踞，以手掩（挽）足五趾，癒伏兔痿尻筋急。箕踞，以兩手從曲腳入據地，曲腳加其手，舉尻。其可用行氣。癒淋瀝、乳

痛。舉腳交叉項，以兩手據地，舉尻持任，息極，交腳項上。癒腹中愁滿，去三蟲，利五臟，快神氣。蹲踞，以兩手舉足，蹲極橫。治氣衝腫痛、寒（疝）疾入上下，致腎氣。蹲踞，以兩手舉足五趾，低頭自極。則五臟氣總至，治耳不聞、目不明，久為之，則令人髮白復黑。正偃臥，捲兩手即握，不息，順腳跟，據床。治陰結，筋脈麻痿累（拘急）。以兩手還，踞著腋下，治胸中滿，眩、手枯。反兩手據膝上，仰頭象鱉取氣，致大黃元氣至丹田，令腰脊不知痛。手大拇指急捻鼻孔，不息，即氣上行致泥丸腦中，令陰陽從數，至不倦。以左手急捉髮，右手還項出，所謂血脈氣各流其根，閉巨陽之氣，使陰不溢，信明皆利陰陽之道也。正坐，以兩手交背後，名曰帶縛。癒不能大便，利腹，癒虛羸。坐地，以兩手交叉其下，癒陰滿。以兩手捉繩轆轤倒懸，令腳反在其上，見癒頭眩風顛。以兩手牽反著背上挽繩自懸。癒中不轉，精食不得下。以一手上牽繩，下手自持腳，癒尻久痔及有腫。坐地，直舒兩腳，以兩手叉挽兩足，自極。癒腸胃不能受食，吐逆（以兩手捉繩轆轤倒懸……吐逆一段，原書在「入火法」後頁，前後重複，予以刪除，疑為錯簡）。

上為寧先生導引行氣之法，以除百病，令年不老者。常心念一，以還丹田。夫生人者丹，救人者還，全則延年，去則衰朽，所以導引者，令人肢體骨節中諸邪氣皆去，正氣存處。有能精誠勤習履行，動作言語之間，晝夜行之，則骨節堅強，以癒百病。若卒得中風

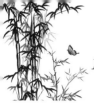

病，宿固，痹疽不隨，耳聾不聞，頭眩顛疾，逆上氣，腰脊苦痛，皆可按圖視像，隨疾所在，行氣導引，以意排除去之。行氣者，則可補於裡，導引者，則可治於四肢，自然之道，但能勤行，與天地相保。

● 彭祖谷仙臥引法：

除百病延年益壽。居常，解衣被，臥。伸腰、填小腹，五息止，引腎。去消渴，利陰陽。又云：伸左腳，屈右膝，內壓之，五息止，引脾。去心腹寒熱，胸臆邪脹。挽兩足趾，五息止，引腹中。去疝瘕，利九竅。仰兩足趾，五息止，引腰脊。痹、偏枯，令人耳聲（聰）。兩足內相向，五息止，引心肺。去咳逆上氣。踵內相向，五息止，短股，徐五絡之氣。利腸胃，去邪氣。掩左脛、屈右膝，內壓之，五息止，引肺氣（氣，原脫，據《雲笈七籤》補）。去風虛，令人明目。張脛兩足趾，號五息止。令人不轉筋。兩手牽膝置心上，五息止。癒腰痛。外轉兩足十通，內轉兩足十通止。復諸勞。凡十節，五十息，五五二百五十息。欲導引常夜半至雞鳴，平旦為之。禁飽食沐浴。

● 王子喬八神導引法：

延年益壽除百病。法曰：枕當高四寸，足相去各五寸，手去身各三寸，解衣披髮，正偃臥。勿有所念，定意，乃以鼻徐納氣，以口出之，各致其臟所，竟而復始，欲休先極之而止。勿強長息，久習乃自長矣。氣之往來，勿令耳聞鼻知，微而專之長，遂推之伏兔、股脛，以省為貴。若存若亡，為之百遍，動腹，鳴氣有

外聲，足則得溫（溫：原脫，據《雲笈七籤》補），成功。成功之士，何疾而已！喉嚨如白銀　，一十二重系膺。下去得肺，其色白澤。前兩葉高，後兩葉卑。心系其下，上大下銳，大率赤如蓮花未開，倒懸著肺也。肝系其下，色正青，如鳬（野鴨頸毛）翁頭也，六葉抱胃，前兩葉高，後四葉卑。膽系其下，如綠綈囊。脾在中央亦抱胃（胃：原脫，據《雲笈七籤》補），正黃如金，鑠鑠（鮮明）然也。腎如兩伏鼠，夾脊直臍肘而居，欲得其居高也，其色正黑，肥肪絡之，白黑昭然。胃如素囊，念其屈折右曲，無污穢之患。肝藏魂，肺藏魄，心藏神，脾藏意，腎藏精，此名曰神舍。神舍修則百脈調，邪病無所居矣。小腸者，長九尺，法九州也。一云：九土，小腸者，長二丈四尺。（考八神，據《雲笈七籤》載：心、肝、脾、肺、腎、膽、胃、小腸，統稱為八神。明代胡文煥《養生導引法》引用）

● 諸欲導引法：

虛者閉目，實者開目。以所苦行氣，不用第七息止，徐徐往來，踱二百步，所卻坐小咽氣，五六不差，復如法引，以癒為效，諸有所苦，正偃臥，披髮，如法徐以口納氣，填腹自極，息欲絕，徐以鼻出氣數十所，「虛者補之，實者瀉之」。閉口溫氣咽之三十所，候腹中轉鳴乃止。往來二百步，不癒復為之。病在喉中、胸中者，枕高七寸；病在心下者，枕高四寸；病在臍下者，去枕。以口氣納氣，鼻出氣者，名曰補；閉口溫氣咽之者，名曰瀉。閉氣治諸病法；欲引頭病者，仰頭；

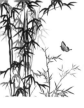

欲引腰腳病者，仰足十趾；欲引胸中病者，挽足十趾；引臂病者，掩臂；欲去腹中寒熱諸（所）不快，若中寒身熱，皆閉氣脹腹；欲息者，徐以鼻息，已複為，至癒乃止。

1.平坐，伸腰，腳，兩臂覆手，據地。口徐納氣，以鼻吐之（《雲笈七籤》作「口徐吐氣，以鼻內之」）。除胸中、肺中痛，咽氣令溫，閉目也。

2.端坐，伸腰，以鼻納氣閉之，自前後搖頭各三十。除頭虛空耗，轉地，閉目搖之。

3.端坐，伸腰，以左脅側臥，以口吐氣，以鼻納之（原書作「以口納氣，以鼻吐之」。據《雲笈七籤》改）。除積聚心下不快。

4.端坐，伸腰，徐以鼻納氣，以右手持鼻，除目昏（原作「晦」，據《雲笈七籤》改）淚若出，去鼻中息肉，耳聾亦然，除傷寒頭痛　　，皆當以汗出為度。

5.正偃臥，以口徐出氣，以鼻納之（原書作「以口納氣，以鼻出之」據《雲笈七籤》改）。除裡急，飽食後小咽，咽氣數十，令溫。寒者，使人乾嘔腹痛，從口（《雲笈七籤》作「從鼻納氣」）納氣七十所，大填腹內。

6.右脅側臥，以鼻納氣，以口小吐氣，數十，兩手相摩，熱以摩腹，令其氣下出之。除脅皮膚痛，七息止。

7.端坐，伸腰，直上展兩臂，仰兩手掌，以鼻納氣閉之，自極七息，名曰蜀王台。除脅下積聚。

8.覆臥，去枕，立兩足，以鼻納氣，四四所，復以鼻出之，極令微氣入鼻中，勿令鼻知。除身中熱，背痛。

9.端坐，伸腰，舉左手仰其掌，卻右手。除兩臂、背痛結氣也。

10.端坐，兩手相叉抱膝，閉氣鼓腹二七，或二七氣滿即吐，候氣皆通暢，行之十年，老有少容。

11.端坐，伸腰，左右傾，閉目，以鼻納氣。除頭風，自極七息止。

12.若腹中滿，飲食苦飽。坐，伸腰，以口納氣，數十，以便為故，不便復為之。有寒氣腹中不安亦行之。

13.端坐，使兩手如張弓滿射，可治四肢煩悶，背急，每日或時為之佳。

14.端坐，伸腰，舉右手仰掌，以左手承左脅，以鼻納氣，自極七息。除胃寒食不變則癒。

15.端坐，伸腰，舉左手仰掌，以右手承右脅，以鼻納氣，自極七息。除瘀血結氣等。

16.兩手卻據，仰頭目，以口納氣，因而咽之數十。除熱，身中傷，死肌。

17.正偃臥，端展足臂，以鼻納氣，自極七息，搖足三十而止。除胸足中寒，周身痹、厥逆。

18.偃臥屈膝，令兩膝頭內向相對手，翻兩足，伸腰，以口（《雲笈七籤》作「鼻」）納氣，填腹，自極七息。除痹疼、熱痛、兩腳不隨。

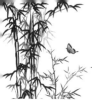

19. 覺身體昏沉不通暢，即導引，兩手抱頭，宛轉上下，名為開脅。

20. 踞，伸右腳，兩手抱左膝頭，伸腰，以鼻納氣，自極七息。除難屈伸拜起，腦中痛，瘀痹病（病：原無，據《雲笈七籤》補）。

21. 踞，伸左足，兩手抱右膝，伸腰，以鼻納氣，自極七息，展左足著外。除難屈伸拜起，腦（《雲笈七籤》作「胜」）中疼。一本云：除風目晦耳聾。

22. 正偃臥，直兩足，兩手捻胞所在，令赤如油囊裹丹。除陰下濕，小便難頹，小腹重，不便，腹中熱。但口出氣，鼻納（原作「口納氣，鼻出之」據《雲笈七籤》改）之，數十。不須小咽氣，即腹中不熱者，七息已，溫氣咽之十所。

23. 踞，兩手抱兩膝頭，以鼻納氣，自極七息。除腰痹背痛。

24. 覆臥，傍視兩踵，伸腰，以鼻納氣，自極七息。除腳中弦痛、轉筋、腳酸痛。

25. 偃臥，展兩手，外踵，指相向，亦鼻納氣，自極七息。除兩膝寒、脛骨疼。

26. 偃臥，展兩腳兩手，兩踵相向，亦鼻納氣，自極七息。除死肌，不仁（原作「仰」，據《雲笈七籤》改），足脛寒。

27. 偃臥，展兩手兩腳，左傍兩足踵，以鼻納氣，自極七息。除胃中食苦嘔。

28. 踞，伸腰，以兩手引兩踵，以鼻納氣，自極七

息，布兩膝頭。除痺嘔逆也。

29.偃臥，展兩手兩腳，仰足趾。以鼻納氣，自極七息。除腹中弦急切痛。

30.偃臥，左足踵拘右足踇趾，以鼻納氣，自極七息。除厥逆。疾人，腳錯踵，不拘踇指，依文用之。

31.偃臥，以右足踵拘左足踇趾，以鼻納氣，自極七息。除周身痺。

32.病在左，端坐、伸腰，左視目，以口徐納氣而咽之數十二所，閉目、目上入。

33.病在心下，若積聚，端坐，伸腰，向日仰頭，徐以口納氣，因而咽之三十所而止，開目作。

34.病在右，端坐，伸腰，右視目，以口徐納氣而咽之數十所，開目。

● **五禽戲法：**

《道藏經》云：「老君曰：古之仙者，為導引之事，能鳥伸，挽引膚體，動諸關節，以求難老，名曰：五禽之戲。挽引蹄足，以當導引。體中不快，起作一禽之戲，故令汗出因（而）止，以身體輕便。普，施行之，年九十（原作「百」，據文義改）餘歲，耳目聰明，牙齒完堅，夫為導者甚易，行者甚稀，悲哉！

1.**虎戲**，四肢踞地，前三躑（踏步不前），後三躑。長引膚，乍前，乍卻，仰天即返；伏踞地，行前、卻各七。

2.**熊戲**，正仰，以兩手抱膝下，舉頭，左擗地七，右亦七；躑地，手左右托地各七。

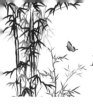

3. 鹿戲，四肢踞地，引項反顧，左三、右三，左伸右腳，右伸左腳，左右伸縮亦三。

4. 猿戲，攀物自懸，伸縮身體，上下七，以腳拘物倒懸，左七右七；坐，左右手拘腳五按（頭）各七。

5. 鳥戲，立起，翹一足，伸兩臂，揚扇用力，各二七；坐，伸腳，起挽足趾，各七；伸縮兩臂各七。

夫五禽戲法，任力為之，以汗出為限。輕身消穀氣，益氣力，除百病。佗行之年過百（原作「萬」，據文義改）歲，教傳弟子，廣陵吳普，亦得延年長壽。

● 服氣吐納訣：

呬字：呬主肺，肺連鼻（原無鼻字，據文義補）五臟。受風即鼻塞，有疾作呬，吐納治之。

呵字：呵主心，心連舌五臟。心熱舌乾，有疾作呵，吐納治之。

呼字：呼主脾，脾連唇。論云：脾濕即唇焦，有疾作呼，吐納治之。

噓字：噓主肝，肝連目。論云：肝盛即目赤，有疾作噓，吐納治之。

吹字：吹主腎，腎連耳，論云：腎虛即耳聾，有疾作吹，吐納治之。

嘻字：嘻主三焦，有疾作嘻，吐納治之。

《通玄集》云：其補真妙理，只要心頭無事，內外俱忘，一齊放下，把捉得定。陽生子時，陰生午時，靜室披衣，握固，端坐盤膝，蹲下腹肚，須臾升身，前出胸而微偃首於後。後開夾脊雙關，肘後微扇三，伸腰自

尾閭穴，如火相似，自腰而起，擁在夾脊，慎勿開關，即時甚熱，氣壯，漸次開夾脊而放氣過。仍仰面腦後，緊仰以閉上關，慎勿令開，即覺熱極，氣壯，漸次入頂，以補泥丸，髓海。則身耐寒暑，為習長生之基。如前出胸、伸腰，閉夾脊存而升之腰間火不起，當靜坐內觀，如法再作，以至火起為度。自丑行至寅，終可止。是曰：肘後飛金精，又曰：抽鉛，使腎氣生肝氣也。又略昂首仰項放，令頸下如火，方點頭向前，低頭曲項，退舌尖近後以柱上，自有津出，不漱而咽下還黃庭，是名金液還丹。四時不拘時候節次行此，自艮至巽而已，晚間乃勒陽關，法自兌至乾而已。

　　注：肘後飛金精至法自兌至乾而已一段，原書錯簡在「寧先生道引行氣法」文後，與文義不符，考《雲笈七籤》卷三十四移之此文後。

　　注：原書尾頁「蛤蟆行氣法」「入火法」「寧先生道引行氣之法」均與前文重複，故刪除。

導引養生功

張廣德養生著作　每冊定價350元

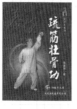 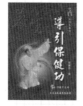 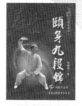 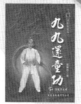 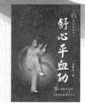

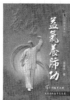 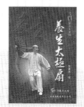 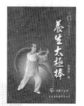 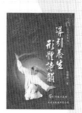 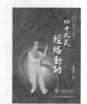

輕鬆學武術

太極跤

 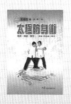 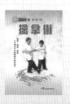 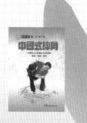 

歡迎至本公司購買書籍

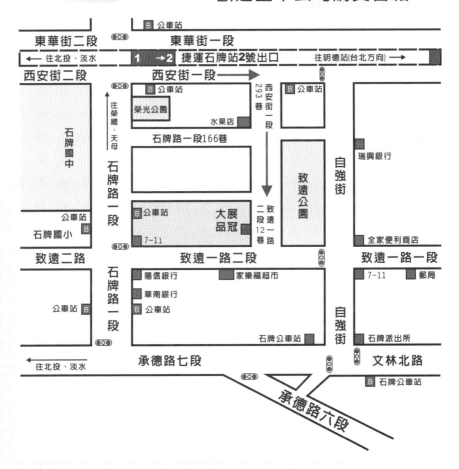

建議路線

1. 搭乘捷運‧公車

　　淡水線石牌站下車，由石牌捷運站2號出口出站(出站後靠右邊)，沿著捷運高架往台北方向走(往明德站方向)，其街名為西安街，約走100公尺(勿超過紅綠燈)，由西安街一段293巷進來(巷口有一公車站牌，站名為自強街口)，本公司位於致遠公園對面。搭公車者請於石牌站(石牌派出所)下車，走進自強街，遇致遠路口左轉，右手邊第一條巷子即為本社位置。

2. 自行開車或騎車

　　由承德路接石牌路，看到陽信銀行右轉，此條即為致遠一路二段，在遇到自強街(紅綠燈)前的巷子(致遠公園)左轉，即可看到本公司招牌。

國家圖書館出版品預行編目資料

養生集覽／(明)佚名 輯 李國信・于永敏 主編
—初版—臺北市，大展出版社有限公司，2021〔民110.12〕
面；21公分—（中醫保健站；104）
ISBN 978-986-346-345-0 （平裝）
1.中醫 2.養生
413. 21   110016785

養 生 集 覽

輯　　者／(明)佚　名
主 編 者／李　國　信、于　永　敏
責任編輯／壽　亞　荷、丁　一
發 行 人／蔡　森　明
出 版 者／大展出版社有限公司
社　　址／台北市北投區（石牌）致遠一路2段12巷1號
電　　話／(02) 28236031・28236033・28233123
傳　　真／(02) 28272069
郵政劃撥／01669551
網　　址／www.dah-jaan.com.tw
E-mail／service@dah-jaan.com.tw
登 記 證／局版臺業字第2171號
承 印 者／傳興印刷有限公司
裝　　訂／佳昇興業有限公司
排 版 者／千兵企業有限公司
授 權 者／遼寧科學技術出版社
初版1刷／2021年（民110）12月

定　價／280元

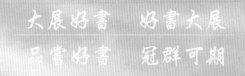

大展好書　好書大展
品嘗好書　冠群可期

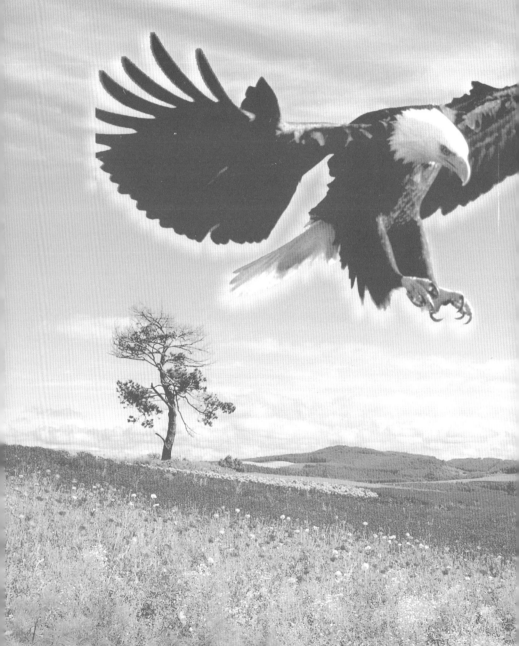

大展好書　好書大展
品嘗好書　冠群可期